科学备孕系列丛书

医生可以帮我们做什么

主编 孙爱军 张巧利 王 玮

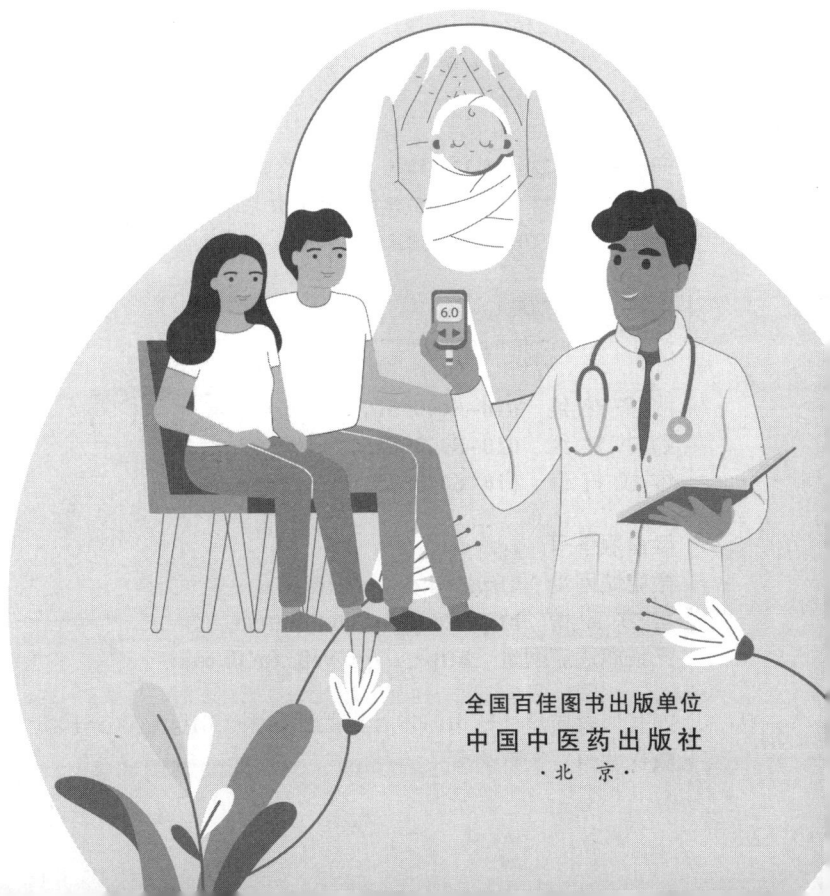

全国百佳图书出版单位
中国中医药出版社
·北京·

图书在版编目（CIP）数据

医生可以帮我们做什么 / 孙爱军，张巧利，王玮
主编 . -- 北京：中国中医药出版社，2025.6. --（科学
备孕系列丛书）.
ISBN 978-7-5132-9351-8

Ⅰ. R169.1-49
中国国家版本馆 CIP 数据核字第 20255CN155 号

中国中医药出版社出版

北京经济技术开发区科创十三街 31 号院二区 8 号楼
邮政编码　100176
传真　010-64405721
河北新华第二印刷有限责任公司印刷
各地新华书店经销

开本 880×1230　1/32　印张 5.5　字数 128 千字
2025 年 6 月第 1 版　2025 年 6 月第 1 次印刷
书号　ISBN 978 - 7 - 5132 - 9351 - 8

定价　29.80 元
网址　www.cptcm.com

服 务 热 线　010-64405510
购 书 热 线　010-89535836
维 权 打 假　010-64405753

微信服务号　zgzyycbs
微商城网址　https://kdt.im/LIdUGr
官 方 微 博　http://e.weibo.com/cptcm
天猫旗舰店网址　https://zgzyycbs.tmall.com

如有印装质量问题请与本社出版部联系（010-64405510）

《医生可以帮我们做什么》
编委会

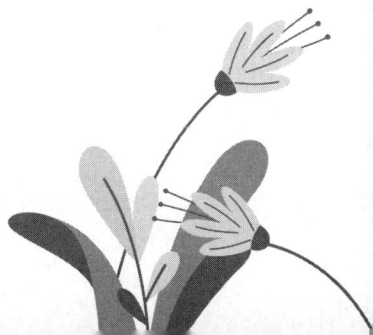

前　言

在纷繁复杂的现代社会中，健康是我们最为珍视的财富之一。然而，面对疾病的困扰和医学的盲区，我们常常感到迷茫和无助。在这样的背景下，了解医生的专业角色及其所能提供的帮助显得尤为重要。

《医生可以帮我们做什么》为科学备孕系列丛书的一个分册，旨在为大众揭开医疗行业的神秘面纱，让大众更加深入地了解医生的工作内容，以及他们在维护人类生殖健康方面所扮演的不可或缺的角色。我们希望通过本书，搭建起一座桥梁，增进患者与医生之间的信任与理解，让患者在面对孕育相关问题时能够更加从容，并能明智地选择最适合自己的治疗方案。

书中从多个角度探讨了医生对女性孕育的专业指导。不仅介绍了医生在诊断和治疗疾病方面的专业性，还深入剖析了他们在预防疾病、促进健康及开展健康教育等方面的重要作用。此外，本书特别关注医生在处理复杂病情和伦理困境时的决策过程，以及他们如何在医学科技日新月异的今天，持续学习和进步，为患者提供更优质的医疗服务。

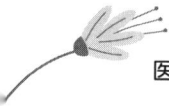

在撰写本书的过程中，我们力求内容准确，并采用通俗易懂的语言，使每一位读者都能轻松理解并从中受益。我们希望通过本书，让读者认识到医生不仅是治疗疾病的专家，更是我们健康的守护者和指导者。

翻开这本书，我们将一同走进医生的世界，深入了解他们如何为我们的孕育过程保驾护航，共同迈向一个更加美好的未来。

编者

2024 年 12 月

目 录

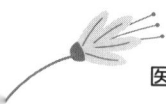

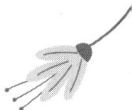

孕前检查

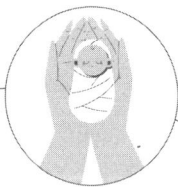

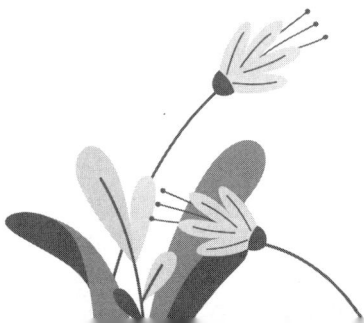

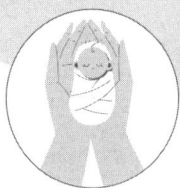

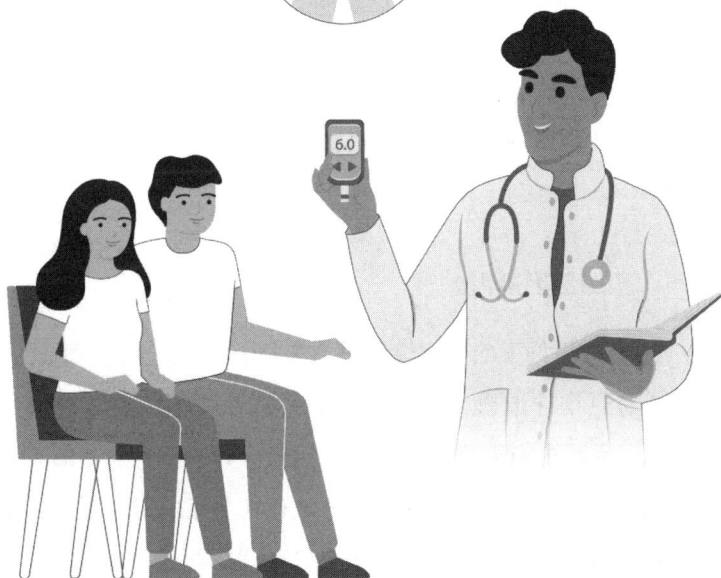

同房半年没怀上，该查输卵管吗

❤ 什么情况下需要查输卵管 ❤

夫妇有正常、规律的性生活，无任何避孕措施，1 年未孕，这种情况称为不孕症。一旦诊断为不孕症，除男方需要进行精液常规检查外，女方也需要进行输卵管检查。

对于年龄超过 35 岁的女性，由于卵巢功能开始下降，如果在有规律、正常的性生活半年后仍未怀孕，也建议进行输卵管检查。

既往病史方面，如曾患过结核病、盆腔脓肿，发生过宫外孕，经历过盆腔手术或患有急慢性盆腔炎症，并伴有性交痛的女性，在试孕超过半年仍未怀孕的情况下，也可以考虑进行输卵管检查。

❤ 怎么检查输卵管 ❤

1. 放射线下的子宫输卵管造影

通过推注造影剂并拍摄盆腔 X 线片，可以清晰地看到子宫形态、宫腔内有无充盈缺损、双侧输卵管的走行及造影剂在盆腔内的弥散情况。不过，该检查方法存在一定的局限性，患者需要接受 X 线照射，因此建议在检查 3 个月后再着手备孕。

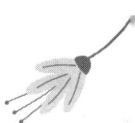

2. 经超声子宫输卵管造影

经超声子宫输卵管造影技术的准确性和 X 线造影类似。随着技术的进步，这种方法越来越受到患者的青睐。其主要优点是没有 X 线辐射，患者次月即可开始备孕；缺点是对 B 超仪器的配置和技术人员的操作技术要求较高。

3. 腹腔镜下输卵管通液术

该手术在腹腔镜直视下进行，不仅可以观察输卵管及其周围组织的情况（有无粘连），还可以通过观察亚甲蓝是否从输卵管伞端流出来判断输卵管是否通畅及梗阻的具体位置。此外，该方法还允许同时进行输卵管整形手术。其优点是直观准确，能直接解决问题。然而，其价格相对高昂，且患者需要承受手术创伤。

4. 输卵管通液术

此方法用于初步评价输卵管是否通畅，但由于其结果不够准确，所以不建议作为评价输卵管通畅度的主要手段。

如果有检查输卵管通畅性的指征，推荐选用前两种造影方法，因为这些方法不仅能诊断问题，还能起到一定的治疗作用。规范检查，精准诊治，是实现尽快怀孕的最佳选择。

羊水穿刺是三代试管的安全锁

采用三代试管婴儿技术成功助孕的王女士，在胚胎移植后 35 天做完 B 超检查，看到胎心的那一刻，她非常激动。她高兴地来到诊室向医生报喜。然而，医生却再三叮嘱她，一定要在怀孕中期 18~24 周进行羊水穿刺检查。这让王女士感到非常困惑：移植前已对胚胎进行了筛查，为什么还要进行羊水穿刺检查呢？同时，她也感到非常担心——好不容易怀上了宝宝，如果羊水穿刺导致流产该怎么办？

❤ 三代试管是给胚胎做检查 ❤

什么是三代试管？三代试管即三代试管婴儿技术，也叫胚胎植入前遗传学诊断或筛查，是指当卵子和精子在体外结合发育成囊胚时，在显微镜下取部分囊胚细胞进行遗传学检查。选择健康的胚胎并将其移植到宫腔内，目的是避免患遗传病的宝宝出生。简单来说，三代试管的最终目标就是淘汰不健康的胚胎，生育健康的宝宝，并且可以在一定程度上提高怀孕率。

在什么情况下建议使用三代试管？常见于以下两种情况。

第一种是遗传性疾病，即夫妻双方存在染色体异常或携带有致病基因时，生育的胎儿患病风险较高。三代试管简直是个大救

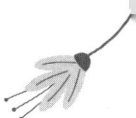

星，可以显著降低这种风险。

第二种是非遗传性疾病，是指由于准妈妈年龄较大，卵子老化，导致胚胎染色体异常的风险较高，或者有反复流产、反复种植失败的情况，三代试管可以帮助准妈妈筛选出正常的胚胎进行移植。

三代试管如何对胚胎进行检测？目前，三代试管主要在囊胚阶段进行检测。囊胚由两类细胞组成：一类是滋养层细胞，这些细胞将来会发育成胎盘；另一类是内细胞团，它们将发育成胎儿。当前的三代试管主要针对滋养层细胞进行活检，以评估其遗传健康状况。

❤ 羊水穿刺是什么 ❤

什么是羊水穿刺呢？它是产前诊断中的一种方法。羊水穿刺一般在怀孕中期进行。该过程是医生在 B 超的引导下，将一根细长的穿刺针穿过孕妇的腹部和子宫壁，进入羊膜腔，抽取少量羊水样本，然后对羊水中的胎儿脱落细胞进行遗传学检查，包括染色体核型分析和基因检测。羊水穿刺其实并没有大家想象中的那么可怕，这项技术非常成熟，在临床上应用多年。羊水穿刺出现流产、感染等术后并发症的风险相对较低。因此，准妈妈们不用过度担心。医生会在操作前详细解释整个过程，并采取所有必要的预防措施以确保母婴安全。

❤ 三代试管为什么要做羊水穿刺 ❤

首先，三代试管在检测时只是取了少许囊胚细胞，具有局限性。在胚胎取样的过程中，为了不伤到胚胎，每个胚胎只取 5~8

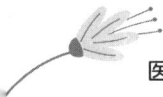

个细胞进行检测，由于细胞数极少，在现有的技术条件下，不能确保达到 100% 的准确度。而羊水中含有较多的胎儿细胞，足够用于检查，因此针对羊水的检查，准确率更高，误诊的概率大大降低。

其次，胚胎可能会出现嵌合体现象，即部分细胞正常，而其他细胞存在染色体异常。这是因为胚胎植入前遗传学检测所取的细胞比较局限，仅限于滋养层细胞（外胚层细胞），所检测的这几个细胞不能代表胚胎的全貌。那么，什么是嵌合体胚胎呢？嵌合体胚胎就是检测的胚胎细胞同时具有正常细胞（46 条染色体）和异常细胞（额外染色体或染色体缺失）。如果检测结果为嵌合体，那么胚胎剩余未被检测的部分，就有可能都正常，或者都不正常，或者同样也是嵌合体。所以，三代试管存在"以偏概全"的风险。用于检测的几个细胞不能代表胚胎遗传物质的全貌，不能代表胎儿本身的真实情况，所以可能会出现活检的时候细胞正常，但移植的胚胎却是异常的情形。因此，羊水穿刺是胎儿检查的金标准。

最后，胚胎的基因有可能会发生突变。在胚胎发育至胎儿的过程中会发生基因突变，有的突变会产生严重的后果，羊水穿刺检查会发现新生儿的这些新发突变。如果严重危害身体健康，孕妇可以考虑引产，从而避免遗传缺陷患儿的出生。

总之，通过三代试管助孕的宝宝其实仍可能存在遗传缺陷，要科学认识三代试管，孕妇需要进行常规羊水穿刺，以确保生育健康的宝宝。羊水穿刺是三代试管的"安全锁"！听到这里，王女士终于明白了医生为什么再三叮嘱她要进行羊水穿刺，便也欣然接受了。

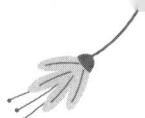

试管婴儿有几种，哪种最好呢

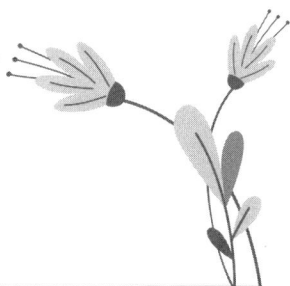

♥ 什么是试管婴儿 ♥

试管婴儿并不是在试管里长大的婴儿，他们同样是在妈妈肚子里长大的。那么，试管婴儿和自然受孕有什么区别呢？自然受孕的过程如下：首先，卵子和精子会在女性的输卵管中结合形成受精卵，随后，受精卵沿着输卵管回到子宫，在子宫着床后慢慢发育成胎儿。而试管婴儿的过程是医生会先把卵子从母体中取出并将其放置在实验室的培养皿中，然后将处理过的精子也放进培养皿中，使卵子和精子在培养皿中结合，形成受精卵。一旦受精成功，形成的胚胎会被移植回母体子宫，在子宫着床后慢慢发育成胎儿。

♥ 试管婴儿有几种 ♥

试管婴儿分为一代试管、二代试管和三代试管。

让我们先了解下一代试管。一代试管总共可以分为三步：第一步是采集卵子，第二步是体外受精，第三步就是将受精卵移植回子宫。它与自然受孕最主要的区别在于受精过程，一代试管是在实验室条件下进行体外受精，而自然受孕则是在女性的输卵管

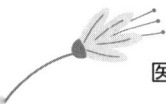

中完成受精。一代试管主要适用于由女性因素导致的精卵结合障碍、排卵异常及其他一些不孕因素。

二代试管和一代试管有什么区别呢？它们的第一步和第三步，也就是取卵和将受精卵放回子宫的步骤其实是一样的，只是在培养皿中有些不一样。二代试管中，可能精子有一些其他原因，不能和卵子自由结合，这种情况可以通过显微镜将精子注射到卵细胞中，使它们形成受精卵，之后再将受精卵移回子宫。二代试管主要适用于精子有问题的情况，比如患有重度少弱精子症或需要睾丸取精的男性不育患者。

三代试管是等到精子和卵子形成胚胎以后，进行一些染色体或基因病的筛查，将有染色体异常或基因病的受精卵剔除，留下健康的受精卵，再移植回子宫。三代试管主要适用于染色体异常、单基因遗传病患者，以及反复种植失败或因不明原因导致自然流产的夫妇。

一提到三代试管，大家可能会有一些疑惑。例如，有人担心染色体检查会不会导致新生儿出现问题？这个不必担心，因为检查是在不影响胚胎发育的前提下进行的，旨在检测单基因遗传病和染色体异常。还有人会问，既然能看到染色体，那一定能够判断性别了，我就想要个小公主，是不是可以直接选择三代试管呢？答案是否定的。虽然三代试管确实可以在某些情况下识别胚胎性别，但这通常是为了避免与性别相关的遗传疾病。比如说，有些遗传病只传给男宝宝，那就需要保留女宝宝，所以选择三代试管的主要目的是针对特定疾病进行筛查与预防，而不是为了选择性别。

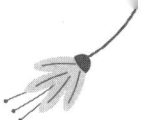

💜 哪种技术是最好的 💜

试管是不是级别越高越好呢？这个还是要看一下它们适宜的人群，首先，一代试管主要适用于女性因素导致的精卵结合障碍、排卵异常及其他不孕因素。二代试管主要适用于男性少弱畸形精子症等精子质量异常情况，其借助单精子注射技术帮助完成受精过程。三代试管则主要适用于处理单基因遗传病或染色体异常。

因此，并不是级别越高越好，只有最适合患者的才是最好的。

试管婴儿有三种。如果输卵管不通，其他都正常，应该选择一代试管；染色体有问题时，需要选择三代试管。

总怀不上，是不是只检查输卵管就可以了

输卵管不是导致女性不孕的唯一因素，不孕检查也不是只查输卵管就可以。

❤ 怎么才能顺利怀上宝宝呢 ❤

自然受孕需要生殖器官有正常的解剖结构。精子经阴道、宫颈进入女性的子宫并来到输卵管，等待卵子的到来。卵子从卵巢排出，被输卵管伞端捡拾后和精子在输卵管内结合并形成受精卵，随后沿着输卵管回到宫腔，在子宫内膜着床受孕。

可以看出，通畅的输卵管是受孕的一个重要要素，但不是唯一要素。成功受孕还需要其他三个要素：首先是健康的"种子"（卵子和精子）；其次是肥沃的"土壤"（子宫内膜厚度合适）；最后还需要有一个适宜的盆腔环境。只有当这四个要素同时具备时，才能够正常怀孕。

❤ 如果怀不上需要查什么呢 ❤

怀孕需要四个要素，而不孕的检查也应涵盖这四个要素。关于"种子"需要查什么？

首先，要看它是不是一个健康的"种子"，即它是由正常的

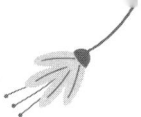

精子和卵子结合形成的受精卵。当出现不孕不育的时候，需要分别检查精子和卵子，男方需要检查精液，女方需要看看有没有正常地排卵。女方的卵子可能会出现两种情况：一种是卵泡不能长大成熟；另外一种是卵泡能够成熟，但是卵子不能从卵巢排出进入输卵管。这两种情况都可以通过超声监测排卵来了解。

其次，关于输卵管，如何检查它是否通畅？需要通过输卵管造影来检查，这是一项在门诊进行的有创检查。

再次，需要看"土壤"是不是肥沃，也就是子宫内膜厚度合不合适，内膜有无病变，如黏膜下肌瘤、子宫内膜息肉、宫腔粘连和内膜结核等。针对内膜，一般是通过超声或者宫腔镜进行检查。

最后，还要了解盆腔环境是不是适合受孕？如果盆腔里存在膜状的粘连带、子宫内膜异位结节或者盆腔结核等情况，均不适合怀孕。关于盆腔环境的检查，一般可以通过腹腔镜进行。

♥ 不孕检查的常见误区有哪些 ♥

1. 不孕需要做孕前检查吗

孕前检查的重点是查能不能要孩子，比如有没有严重的传染病或者内外科疾病，这些属于孕前检查项目。而如果试孕一段时间后仍没有怀上，则需要进行不孕检查，以确定具体是哪个环节出现了问题。因此，孕前检查和不孕检查的目的不一样。

2. 不孕检查一天能查完吗

不孕检查项目繁多，具体内容根据不同的时期而有所不同。例如，若是月经期，可以检查激素水平；若是月经干净后3~7天未同房时，可以进行输卵管造影以检查输卵管是否通畅；若是月经规律，在月经第 8~10 天，可以通过 B 超监测卵泡发育情况。由于不同的时期检查的内容不一样，多数情况下，不孕检查在一天内不能全部完成。

3. B 超能查输卵管吗

B 超能够看到排卵是否正常，但是输卵管是否通畅，B 超不能显示。除非输卵管有严重的积水，否则没有积水的输卵管不能通过 B 超检查其是否通畅，而是需要进行输卵管造影检查。

温馨提示

怀孕需要四要素，男女双方都要查；

种子管道须安好，盆腔内膜要正常。

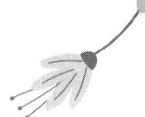

得过盆腔炎就不能怀孕了吗

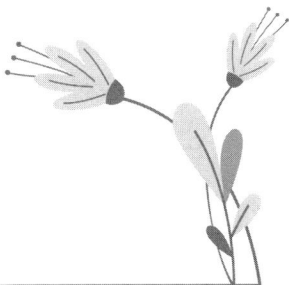

❤ 什么是盆腔炎 ❤

盆腔被誉为女性的"聚宝盆",因为盆腔里面有女性生殖系统的重要器官,即子宫、卵巢、输卵管和阴道。如果没有好好呵护它,就容易患上一种顽固的疾病——盆腔炎。盆腔炎大多发生在女性的性活跃期,也就是 15~25 岁。

❤ 得了盆腔炎以后会出现什么症状 ❤

如果得了盆腔炎,很多人会出现阴道分泌物异常,比如分泌物增多、出现大量脓性分泌物、分泌物颜色发黄或发绿且伴有异味。超过 90% 的患者会伴有腹痛,主要表现为肚脐以下的剧烈疼痛,或者是隐隐作痛,还有一些人伴有小腹坠胀和腰骶部酸胀等症状。急性期的时候会伴有高热、寒战;而当进入慢性期时,则可能出现低热、乏力及全身不适等症状。

❤ 盆腔炎对怀孕有什么影响 ❤

急性盆腔炎经过规范的治疗能够治愈,但临床上约 1/4 的急性盆腔炎可演变为慢性盆腔炎,经久不愈,反复发作,导致盆腔

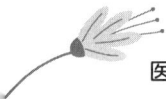

广泛粘连，进而对怀孕产生影响。

❤ 盆腔炎会对"聚宝盆"里面的器官产生什么影响 ❤

输卵管是"聚宝盆"里面的一个重要器官，它是精子和卵子"鹊桥相会"的地方。如果这个管道不通，它们就没办法相聚。如果盆腔炎侵袭输卵管，可能导致输卵管增生、增粗，从而使受精卵向子宫方向的运动受阻，增加宫外孕的风险；而且，盆腔炎严重时，还有可能引发输卵管积水，导致输卵管不通畅，阻碍精子和卵子的结合，从而造成不孕。

卵巢是女性的生殖内分泌腺，每个月都会排卵，其排出的卵子会与精子结合。同时，卵巢还会分泌女性激素，所以卵巢会影响女性的生殖内分泌功能。如果输卵管炎症波及卵巢，可能会破坏卵巢的功能，导致输卵管与卵巢粘连，形成包裹性囊肿。这会影响卵泡的正常发育，使卵子不能排出，从而导致不孕，正所谓"巧妇难为无米之炊"。

"聚宝盆"里面的另一个重要器官是子宫。有人说它是女性最值得投资的一座"宫殿"，因为它是受精卵安家落户的地方。如果盆腔炎症侵犯子宫内膜，就会引发子宫内膜炎，甚至宫腔粘连；耕种的"土壤"不好，就会影响子宫内膜的再生修复和正常收缩；"土壤"不肥沃，就会导致受精卵无法着床，无法生根发芽，就像贫瘠的土壤很难使种子发芽成长一样。

阴道炎症最开始可能会表现为阴道分泌物增多且稠厚。这必然会导致阴道的酸碱环境发生改变。当阴道正常的酸碱环境发生改变后，会稀释精液并影响精子的穿透与生存能力，从而导致不孕。

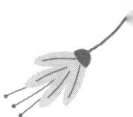

综上所述，盆腔炎会引发女性的输卵管、卵巢、子宫内膜等疾病及阴道炎症，进而导致不孕。

❤ 盆腔炎病史对生育的影响 ❤

盆腔炎确实会影响生育，但并不是所有的盆腔炎都会导致不孕。临床数据表明，盆腔炎性疾病后遗症不孕的发生率为 20% ~ 30%，而且经过医生的规范治疗，得过盆腔炎的女性还是可以怀孕的。

❤ 如果得了盆腔炎怎么办 ❤

如果得了急性盆腔炎，一定要尽早治疗。采用规范的抗生素抗感染治疗后，炎症可以被治愈，并且不会影响怀孕。如果没有及时治疗，或者治疗不规范、不彻底，容易导致急性盆腔炎转化为慢性盆腔炎，进而可能导致不孕。

如果是慢性盆腔炎，也有相应的治疗方法，比如，可以采用中医中药进行治疗，包括内服、外敷、中药灌肠等方法。这些方法有利于减少粘连及预防复发。此外，慢性盆腔炎还可以通过物理治疗，如盆底刺激、磁疗、短波、超短波透射，以及离子透入手法的按摩等。这些温热的良性刺激能够促进盆腔局部血液循环，改善组织营养，提高新陈代谢，有利于炎症的吸收和消退。

❤ 如果已经确诊其他盆腔炎性疾病后遗症，而且合并不孕，该怎么办 ❤

这种情况需要积极就医，医生会根据不同的病情采取相应的手术措施。比如，输卵管炎症积水或输卵管阻塞，可以通过腹腔

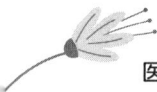

镜手术明确诊断，并进行盆腔粘连松解和输卵管整形，解除输卵管的梗阻，恢复盆腔的正常形态；如果子宫内膜环境不佳，可以通过宫腔镜检查术观察内膜及宫腔的情况，并且可以同时进行宫腔粘连分离，以改善宫内环境。

输卵管、宫腔等问题解决以后，可以积极试孕，视情况采取促排卵措施以提高自然受孕的概率。如果仍然无法自然受孕，则可以考虑采取辅助生殖技术，针对不同的适应证选择最适合的助孕方式。

♥　盆腔炎可以预防吗　♥

盆腔炎重在预防，而且是可以预防的。与其日后饱受病魔的折磨，不如从根源上杜绝。

♥　如何预防盆腔炎　♥

首先要注意会阴的清洁干燥，平常勤换洗内裤，使用正规的卫生巾并及时更换，每天清洗外阴（注意：这里说到的是外阴，而不是阴道，因为清洗阴道内部会影响阴道的内环境）。月经期间同样需要注意卫生。

其次就是要注意性卫生，适度的性行为是可以的，但要避免不安全或不当的性行为。建议在性行为中全程使用避孕套，严格避孕，以避免意外怀孕，从而减少对子宫内膜及盆腔的伤害。

再次，如果出现阴道分泌物异常，应该及时就医诊治，积极治疗阴道炎、宫颈炎和尿道炎，以防这些病原体上行感染至子宫、输卵管和卵巢，引发盆腔炎。

最后，平常还要注意饮食调理，加强身体锻炼。饮食要清

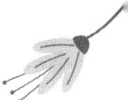

淡，忌辛辣生冷食物。多食用新鲜的果蔬，增加维生素摄入。适当强度的运动可以增强体质，提高机体的抗感染能力。

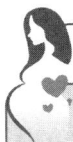

温馨提示

得了盆腔炎要尽早就医并进行规范治疗，以避免不孕。预防比治疗更重要。

生过宝宝了，还会不孕吗

随着计划生育政策的放开，二孩、三孩政策的实施，许多准爸爸和准妈妈准备再一次加入生育队伍。有些夫妇已经生育过一个孩子，但在备孕二孩时，备孕一年仍未怀上。既然已经成功生育过一个孩子，怎么可能怀不上呢？

❤ 已经生过宝宝了，还会导致不孕吗 ❤

生过孩子不等于现在也一定能生。卵巢负责储存卵子并排卵，每个月排出成熟卵子，被输卵管伞端捡拾，进入输卵管内，与精子相遇。

女性随着年龄的增长，卵巢的储备功能会逐渐减退。如果卵巢功能减退，可能导致卵子排出障碍，即没有成熟卵子排出。卵巢相关手术、年龄增长等因素都可能会导致卵巢功能减退；即使卵子正常，但若卵子排出异常，如多囊卵巢综合征引发的排卵障碍，也可能导致不孕。女性最佳生育年龄在 25 岁左右，30 岁以后卵巢功能逐渐减退，35 岁以后迅速减退，44 岁以后，约 87%的女性会失去受孕能力。因此，随着年龄的增长，卵巢功能减退，生育率也明显降低。

子宫是宝宝的摇篮，随着年龄增长和岁月的积累，子宫可能

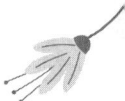

会出现各种问题，比如子宫肌瘤、子宫内膜异位症、子宫畸形、子宫腺肌病、子宫内膜癌及子宫内膜粘连等，这些问题都有可能导致不孕。

输卵管是精子和卵子相遇的地方，如果因炎症导致阻塞或狭窄，引发输卵管炎、积水等问题，精子和卵子相遇的"鹊桥"被阻断，也会导致不孕。此外，随着年龄增长，二孩、三孩妈妈大多数精神压力较大，需要兼顾家庭和工作，这也会增加再次怀孕的难度。

男性即使曾经使性伴侣怀孕，也不一定就可以再次成功让性伴侣受孕。男性外表强壮并不意味着其生育能力强。准备怀孕前，男性也需要到医院进行生育能力评估，因为多种原因可能导致不育。例如，经常熬夜玩手机、久坐、吸烟酗酒、喜欢穿紧身裤、泡温泉、蒸桑拿等都可能导致精子异常。男性生殖系统感染也会导致精子活力下降，从而影响生育。此外，性功能障碍，如无法射精或逆行射精，也会有影响。

因此，即使生过宝宝，仍然有可能不孕。准妈妈们在孕前应到医院进行全面评估和检查，科学备孕。

♥ 在怀宝宝前，要做哪些准备 ♥

一方面，要评估卵巢功能，评估卵巢功能通常是在月经周期的第 2~4 天检查性激素水平，以了解卵巢功能的具体情况。另一方面，要做盆腔超声检查，查看子宫情况，有无子宫内膜病变、子宫肌瘤等，如果有问题，可以考虑宫腔镜检查，并同时进行活检。超声检查也可以用于监测排卵情况。

如果存在不孕情况，还需要了解输卵管是否通畅及阻塞的具

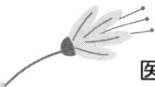

体部位。评估宫腔形态，检查是否有子宫内膜病变、宫腔占位，宫颈内口是否松弛，子宫是否有畸形等问题。另外，男方还需要做精液常规检查，以了解精子的活力、数量和形态是否正常。

生活方式方面，需要均衡营养，保持合理、健康的日常饮食。同时，加强锻炼，适度运动，保持良好的身体状态，保持心情愉快、轻松。

总而言之，备孕前要到医院进行全面评估和检查，科学备孕，大多数女性可以再次怀孕。如果不孕，医生会按照不孕症的流程进行检查和评估。

温馨提示

生宝宝是夫妻双方的事情，不孕不育的检查一定要夫妻双方同时进行，这样才能尽快找到原因，实现轻松受孕。

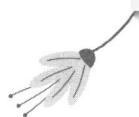

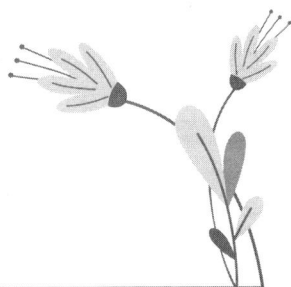

同房 3 个月未怀孕是不孕吗

25 岁的小林结婚后就开始备孕要孩子，但是婚后 3 个月未避孕却仍未怀孕，婆婆因此认为她患有不孕症，要求她去看医生。医生告诉小林，目前仅备孕 3 个月，尚不足以诊断为不孕症，并向她科普了不孕症的相关知识。

不孕症可以分为原发不孕和继发不孕两种。原发不孕指从未有过妊娠史，继发不孕指曾经有过妊娠或分娩，后来又出现不孕。

❤ 怀孕应该具备哪些条件 ❤

"种子"要好：拥有优质的精子、卵子。

"土壤"肥沃：子宫内膜环境良好。

精子和卵子相遇的道路通畅：输卵管通畅。

❤ 影响怀孕的因素有哪些 ❤

1. 排卵障碍或精液异常

（1）女方因素：多囊卵巢综合征、高催乳素血症、垂体性闭经、月经失调等各种原因引发的排卵障碍，致使卵子无法正常排出，进而影响正常怀孕。因此，明确排卵障碍的病因并进行正确

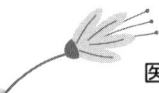

治疗是关键。

（2）男方因素：无精子症、少或弱精症、单纯精浆异常、畸形精子症等因素导致的精液异常。

2. 子宫内膜、内环境异常

如果出现子宫黏膜下肌瘤、子宫内膜炎、子宫内膜息肉、宫腔粘连等子宫内膜、内环境问题，也会影响怀孕。

3. 输卵管不通

（1）盆腔感染引发输卵管积水或积脓，造成输卵管阻塞，使得精子、卵子不能相遇，最终导致不孕。

（2）盆腔子宫内膜异位症致使输卵管与周围组织粘连、扭曲变形甚至伞端闭锁，进而导致输卵管不通。

（3）输卵管结核导致输卵管僵硬，蠕动功能变差，引发输卵管阻塞。

（4）输卵管绝育术导致输卵管部分被切除，造成输卵管不通。

以上因素导致输卵管不通，使得精子、卵子不能相见，或受精卵不能游向宫腔，从而导致不孕。

温馨提示

如何正确备孕呢？一方面要放松心情，可以通过听音乐、看电影、出去旅游等方式来放松心情；另一方面，要注重健康的生活方式，戒掉不良的生活习惯，不熬夜，不吸烟，不饮酒，适度锻炼身体并注意保持均衡、健康的饮食。

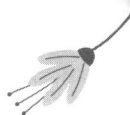

"小蝌蚪"活力差，难以成就"爸业"——男性弱精子症那些事

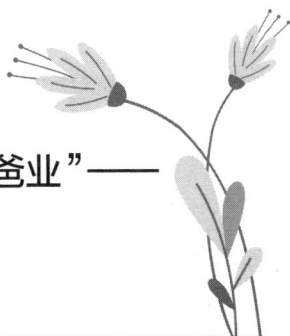

男性的"小蝌蚪"——精子，体积很小，肉眼不可见，是人体最小的细胞之一。精子数量众多，一次性生活中可有几千万到几亿个精子排出，但精子只占精液体积的5%左右。精子颇为脆弱，吸烟、喝酒、辐射、高温等诸多因素都会影响精子质量。

❤ 精子活力如何分级 ❤

在正常精液中，前向运动（progressive motility，PR）的精子数目占精子总数的比例应≥32%，PR百分比和自然妊娠率呈正相关。根据PR百分比的不同，精子活力可以分为A、B、C、D四个等级。

0级（D级）：精子呈完全静止状态，无任何运动迹象；

Ⅰ级（C级）：精子仅能在原地运动，并不会向前移动；

Ⅱ级（B级）：精子虽能向前移动，但表现为缓慢或呆滞的状态，移动速度较为迟缓；

Ⅲ级（A级）：精子能够快速且沿直线向前运动，呈直线前行状态。

正常情况下，Ⅲ级（A级）精子占比应≥25%；或者Ⅲ级

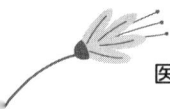

（A级）与Ⅱ级（B级）精子的占比之和≧50%。

💜 影响精子活力的主要原因有哪些 💜

1. 环境、生活习惯等因素

环境异常会影响男性的内分泌功能，干扰男性生殖系统，进而导致精子数量减少和活力下降。肥胖会导致精子活力下降和精子DNA碎片指数升高。吸烟、饮酒、高温环境、作息不规律等，均会对精子造成不利影响。

2. 生殖道感染

白细胞是精液活性氧的主要来源，感染会使白细胞水平升高，致使精子产生氧化应激反应，影响精子活力和DNA完整性。同时，感染还会损害附属性腺分泌功能，进一步削弱精子活力。

3. 精索静脉曲张

精索静脉曲张会引发阴囊内温度升高、肾及肾上腺代谢物反流等情况。氧化应激可直接或间接诱导生殖细胞凋亡。活性氧和抗氧化物质失衡还会致使精子膜脂肪酸氧化，进而改变精子形态和活力。

此外，射精管不完全梗阻、免疫因素、遗传因素等，均会对精子活力造成不利影响。

💜 如何扭转不利局面，改善精子活力 💜

首先，要有良好的生活习惯，戒烟、戒酒，避免久坐。保证充足的睡眠，杜绝熬夜。

其次，加强运动，控制体重。秉持"管住嘴，迈开腿"的原则，避免剧烈运动，因为过度运动会导致身体透支，反而不利于

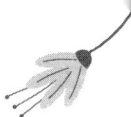

提升精子活力。

再者，要有好的饮食习惯，食物种类应丰富多样，注意荤素搭配，多吃一些新鲜水果和蔬菜，三餐要合理，少吃零食。避免饮用奶茶、浓茶、浓咖啡，避免食用腌制、熏制及含食品添加剂的食物。

最后，注意补充微量元素，多吃一些补锌食物，如生蚝、牡蛎、核桃；补硒食物，如海参、虾皮、梭子蟹；补铁食物，如黑木耳、桂圆、虾米；含锰食物，如小麦、扁豆、大白菜等。

若精液质量有问题，一方面要进行自我调节；另一方面也可开启求医之路，包括药物治疗、中西医结合治疗和手术治疗。如果经过调整和治疗后效果仍不理想，可根据精子活力的具体情况进行人工授精或者试管婴儿助孕治疗。

温馨提示

"小蝌蚪"活力差，男子汉不用怕；

生殖器有"外挂"，勤通风不桑拿；

浓咖啡和奶茶，避开它好生娃；

大中华和美酒，抗诱惑不张口；

管住嘴迈开腿，降体重多喝水；

鲜蔬鲜果和鲜肉，营养丰富好胃口；

兜兜转转还是差，试管婴儿助当爸！

卵泡不长，我有妙招

卵泡长大、成熟并排出是自然受孕的条件之一，可是，若卵泡不长，又该怎么办呢？

在进一步讨论之前，让我们先来了解一下月经周期的相关知识。月经是我们女性健康的"晴雨表"，我们亲切地称它为"大姨妈"。其实从"大姨妈"的表现我们可以看出来有没有排卵。"大姨妈"准点来准点走，那就是规律；"大姨妈"该来不来，该走不走，那就是紊乱；如果"大姨妈"压根不来那就是闭经。在"大姨妈"规律的情况下，95%的情况有排卵，5%没有排卵。"大姨妈"紊乱最常见于多囊卵巢综合征、过度肥胖、卵巢功能减退、甲状腺功能亢进或甲状腺功能减退等病症，这些病症都会因为排卵障碍而出现"大姨妈"紊乱。还有一些特殊的情况，比如过度消瘦、进食障碍、过度运动等，也会因为排卵障碍，也就是卵泡不长，而表现为"大姨妈"迟迟不来。

卵泡不长，有什么妙招可以帮助卵泡长大呢？我们的妙招就是促排卵，通过吃药、打针，或者两者结合的方式，帮助卵泡长大。有的朋友问：这个方法适合所有排卵障碍的女性吗？任何一项医疗措施都有适应证和禁忌证，医生会根据情况进行相应的检查后，才能做出决定。在促排卵之前，需要做一些准备工作，比

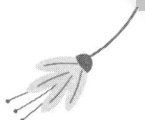

如养成良好的生活习惯，早睡早起；保持健康的体重，太瘦需要增重，太胖需要减重。如果有甲状腺功能亢进、甲状腺功能减退等内分泌疾病，也需要提早进行纠正。通常首选药物是促排卵药，药物包括枸橼酸氯米芬和来曲唑。前者可能会诱发多个卵泡并且影响内膜。如果用药 3~4 个周期后，卵泡发育仍不佳，就需要进一步评估。来曲唑通常诱发单个卵泡，但并不绝对。我曾经遇到一个患者，备孕二孩，口服来曲唑促排卵后长出 3 个优势卵泡，不过这种药物影响子宫内膜的概率低于枸橼酸氯米芬。

并非随时就诊都能随时吃药促排卵。通常从月经的第 3~5 天开始服用药物，从 1 片开始，如果体重偏大，也有可能从 2 片开始，共服用 5 天。促排卵最好进行排卵监测，通常从月经第 8~10 天开始监测。当卵泡直径达到 12mm 时，需要每 3 天监测一次；如果达到 14mm 时，需要每 2 天监测一次；达到 16mm 时，需要每天监测一次。当卵泡直径达到 18mm，并且内膜厚度达到 8mm 时，通常会注射破卵针使卵泡破裂。在药物促排卵过程中如果卵泡长势不好，可以加以注射破卵针促排卵，具体须遵医嘱。连续促排卵一般控制在 6 个周期之内，必要时需要到设有生殖中心的医院就诊。

促排卵能帮很多女性实现当妈妈的愿望，但也会有一些风险，比如多胎及卵巢过度刺激综合征，后者会出现腹痛、腹胀、胸闷等，严重时会危及生命。因此，不管是药物促排卵还是注射破卵针促排卵，都需要严格遵照医嘱执行。

努力造人两年还没"中奖"，只查女方就够了吗

一对夫妻努力造人两年还没"中奖"，单纯只有女方来就诊的情况在门诊很多见，俗话说：一个巴掌拍不响，造人不成功，男女双方都需要进行相应的检查。为什么这么说呢？

对于育龄女性来说，每个月经周期都会有一批卵泡开始发育，多数情况下会有一个卵泡发育成熟并排出卵子，这颗卵子就是造人的"种子"之一，会被输卵管捡拾。若正好在输卵管遇到前来"约会"的精子，就有可能完成精卵"约会"，受精形成的胚胎会游到女方子宫里并"住下来"，进一步发育成胎儿。我们可以看到，造人成功的必备条件包括：女方排卵正常、子宫内膜正常及输卵管通畅，同时还要保证男方精子正常。

造人迟迟不"中奖"，问题可能出现在谁身上呢？对于女方来说，有可能是"种子"出问题，也就是排卵障碍；还有可能是输卵管阻塞；子宫出现问题也会影响"中奖"。对于男方而言，精子的质量问题也很关键，比如精子形态不佳（畸形精子过多）、活力不足（弱精），或精子数量不足（少精）。这些问题都会降低"中奖"率。此外，还有一些男女双方共同的因素，例如性知识缺乏，导致难以正确完成性行为，或者在关键时刻因过度紧张而

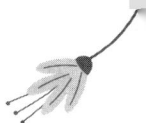

影响表现，这些都会降低"中奖"率。

在没有"中奖"的情况下，男女双方谁的问题更大呢？女方占 40%~55%，男方占 25%~40%，男女双方共同的因素占 20%~30%。还有一些情况是我们目前的检查手段难以发现的，那就是不明原因性不孕，大概占 10%。从这些数据我们可以看出，在没"中奖"的情况下，其实男方所占的比例还是比较高的，因此在造人的路上，男女双方都需要进行相关的检查。

在实际生活中，总会遇到一些认知误区，只查女方而忽略男方。在造人的这条路上，男方会认为怀不上，问题不在自己；而女方总认为怀不上肯定是自己的问题。通过以上的数据我们可以看出，在造人的这条路上，需要夫妻双方共同努力，只检查一方是不够的！

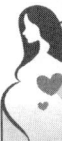

温馨提示

造人路上障碍多，精卵缺一都不可；
夫妻双方手拉手，诊桌前面你和我。

多囊试管莫发愁，准备充分孕气足

♥ 什么是多囊卵巢综合征 ♥

多囊卵巢综合征是育龄期女性最常见的生殖内分泌疾病，典型临床表现为月经不规律、不易怀孕、毛发较重、肥胖、皮肤易起痘等，它的主要问题是雄激素水平较高和胰岛素抵抗，且不容易排卵。多囊卵巢综合征主要好发于 25~40 岁，这类患者容易起痘，皮肤颜色较深，毛发旺盛，部分患者存在超重甚至肥胖、月经不规律的情况，严重者甚至 3 个月不来月经。多囊卵巢综合征患者的卵泡明显多于正常女性，B 超下提示其卵巢单个切面卵泡数＞12 个以上，呈串珠样改变。

如何评估是否患有多囊卵巢综合征？必要条件是一定存在月经不规律或者长期不来月经的情况。如果您的月经非常规律，排卵也很正常，暂时不考虑患有多囊卵巢综合征。如果您月经不规律，同时伴毛发较重，反复长痘，或者是化验提示雄激素水平较高，或者超声提示卵巢内有珍珠串样的卵泡改变，卵泡比较多，就可以高度怀疑患有多囊卵巢综合征。当然，还需要排除其他可能导致雄激素水平升高和排卵障碍的疾病才可以确诊多囊卵巢综合征。

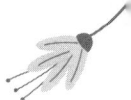

多囊卵巢综合征的患者存在排卵情况欠佳，激素水平不稳定的问题，且有可能导致不孕。有生育要求的多囊卵巢综合征患者治疗不孕症该选择何种治疗方式呢？常见的有药物促排卵治疗、腹腔镜下卵巢打孔术及试管婴儿。什么情况下需要考虑试管婴儿助孕呢？有以下几种情况：比如各种治疗方法都尝试后依然未能怀孕，或者年龄＞35岁，或者输卵管的情况不好，或者是男方精子情况不好，都可以考虑采用试管婴儿进行助孕。

♥ 多囊卵巢综合征在做试管时有哪些常见问题 ♥

一方面，因为卵子质量差、胚胎质量不好，所以相对于正常人群来说，多囊卵巢综合征患者的流产率更高。另一方面，多囊卵巢患者的卵子比较多，因此在促排卵的过程中容易出现卵巢过度刺激现象，主要表现为胸腔积液、腹水和肝肾功能异常等。

♥ 如何进行试管前的生活方式调整 ♥

因为多囊卵巢综合征患者大多数存在胰岛素抵抗或体重超重，因此需要进行饮食控制，包括控制进食的总热量，保持饮食清淡，选择低糖、高纤维的食物，以粗粮代替细粮和甜品，多吃鸡鸭鱼肉，少吃脂肪含量高的猪肉，尽量少饮酒、少饮咖啡、少吃刺激性食物等。生活方式调整的另一个重要内容就是运动。推荐保持规律的有氧运动，每周3~5次，每次30~60分钟。有氧运动方式可以根据个人情况进行选择，比如慢跑、骑车或打球等。对于体重偏重者来说，游泳也是不错的选择，它可以保护膝盖，减少膝盖的磨损。运动强度推荐由低到高，循序渐进，最重要的是坚持。希望能够通过运动和饮食减轻超重多囊卵巢综合征

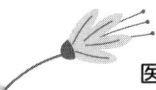

患者 5%~10% 的体重,"管住嘴,迈开腿",通过运动和饮食为试管婴儿助孕打下健康的身体基础。

♥ 如何进行试管前药物的处理 ♥

多囊卵巢综合征患者会存在激素水平不稳定的情况,若雄激素水平高,一般会选用短效口服避孕药进行调整,最常见的有优思明、优思悦、达英-35 等。另外,很多患者体内存在胰岛素抵抗,因此需要选用一些胰岛素增敏剂,像二甲双胍、阿卡波糖等,以改善胰岛素的利用。有些患者存在糖脂代谢异常,推荐使用吡格列酮等药物进行调整。下面简单介绍这些药物的使用方法。

短效口服避孕药,既可以调整月经周期,改善多毛和痤疮,又可以调节激素水平,预防子宫内膜病变的发生。它的使用方法是月经周期的第 1~5 天开始服用,每日一片,停药一周后开始服用下一盒。每日服用的时间应该相对固定,可以定一个闹钟,比如在晚饭后或睡前服用。当然,服用短效口服避孕药期间可能会出现一系列的不良反应,比如恶心、呕吐、乏力、嗜睡等,如果反应比较轻微,建议继续服用;如果反应难以忍受,可以咨询医师进行调整。此外,二甲双胍是一种最常见的胰岛素增敏剂,能够提高胰岛素敏感性,增加糖类的利用,抑制糖的吸收。但是它也有一定的副作用,比如恶心、呕吐、腹泻和低血糖等,推荐大家先从每天 500mg 的小剂量开始,以减少不良反应。希望大家能够坚持服用,它对于胰岛素抵抗有非常好的改善作用。目前二甲双胍有不同的剂型,最常见的是二甲双胍普通片,推荐餐中或餐后服用,如果没有明显的胃肠道反应,可以改为餐前半小时

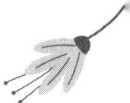

服用。为了减少二甲双胍的胃肠道反应，如今又推出了肠溶片，肠溶片推荐餐前 30 分钟使用。与此同时，为了减少二甲双胍的服用次数，方便患者，现在也推出了二甲双胍缓释片，同样推荐餐中或餐后服用，请注意，这种药物不可以掰开服用。

　　以上介绍了通过运动、饮食等生活方式来进行减重，同时可通过服用药物来调整胰岛素和激素水平的诸多方法。希望通过这些方法能够帮助多囊卵巢综合征患者提高试管婴儿的成功率，祝大家"好孕"连连。

输卵管造影到底什么时候做

💜 输卵管造影是什么检查 💜

输卵管造影是针对不孕症的一项检查，适用于夫妇没有采取任何避孕措施、有正常的性生活，同居一年而没有怀孕的情况。该检查过程是把造影剂通过导管注入子宫腔和输卵管，然后同时运用 X 光或超声波成像技术来观察造影剂的流动情况，以此判断子宫形态是否正常及输卵管是否通畅。

由于输卵管阻塞，致使精子和卵子不能相遇受精，这种输卵管因素导致不孕的比例高达 40%，所以输卵管是否通畅对于怀孕而言很重要。

💜 输卵管造影什么时间做 💜

月经干净后 3~7 天内进行，术前 3 天禁止同房。

这是因为月经干净后 3~7 天内，子宫内膜相对比较薄，子宫内膜内血管相对较少，进行宫腔操作检查后阴道出血量少，感染概率低，所以从女性健康的角度上讲，这个时间做最合适。

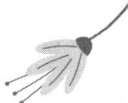

💜 输卵管造影有哪些注意事项 💜

检查阴道分泌物，如果有滴虫、霉菌、细菌性阴道炎等，需要治疗后再做。

测量体温，体温需要<37.5℃。

处于急性盆腔炎症期不能进行检查。

需要家属陪同，术前签署知情同意书。

输卵管造影是不孕女性常做的一项检查，应在月经干净后3~7天进行，术前禁止同房。

温馨提示

输卵管造影注意事项：检查阴道分泌物、测量体温、排除盆腔炎症等，需要有家属陪同。

一眼秒懂试管婴儿流程

近年来，试管婴儿因其稳定的成功率，在治疗不孕症方面越来越被大众所接受，但很多患者朋友觉得试管婴儿的治疗流程比较烦琐难懂，今天就跟大家详细讲讲试管婴儿的诊治流程。

试管婴儿的一个治疗周期为 2~3 个月，我们可以把它划分为三大步骤：一是我们能不能做试管婴儿？这是通行证。二是试管究竟怎么做？它的几个关键步骤是什么？三是上述步骤做完后怎么办？

❤ 做试管婴儿需要"通行证" ❤

这个"通行证"有两层含义，第一层含义是要明确不孕夫妇需不需要做试管婴儿。夫妇同居未避孕一年没怀孕，在正规的不孕不育门诊诊断后，医生确定夫妻需要借助试管婴儿治疗。第二层含义是要评估夫妇双方的身体条件能不能耐受试管治疗，或者是否符合伦理要求，确保怀孕对准妈妈的健康没有严重影响，以及患者夫妇的身体不会给子代带来严重影响。同时，患者需要提供身份证明，要有结婚证和身份证，目前我国的试管婴儿主要面向合法夫妻。此外，夫妻双方需要搞明白试管婴儿究竟是一项怎样的技术，风险有哪些。确认这些后，就可以开始试管婴儿治

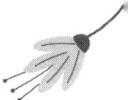

疗了。

💜 试管婴儿治疗的关键步骤 💜

大家都知道，怀孕需要准妈妈的卵子和准爸爸的精子结合，再在准妈妈的子宫里长出小宝宝。所以，在进行试管婴儿的过程中，"取卵""受精"和"移植"胚胎进入子宫是关键步骤。

一般情况下，女性一个正常月经周期只有1~2枚卵泡可以发育成熟并排出。在试管婴儿治疗过程中，为了提高效率，我们需要利用控制性超促排卵技术让多个卵泡同步生长，再通过取卵手术把卵子取出来，这是"取卵"，卵子取出后，放在培养皿里和经过优选的精子共同培养，准备结合，这个过程叫"受精"。

从精子和卵子被放在培养皿开始，体外培养的过程实际上只有3~5天，从最开始的1个细胞分裂，到第3天长到8个细胞的卵裂期胚胎，再到第5天发育成囊胚。在合适的时间点，医生会用一根柔软的移植管把胚胎放回准妈妈的子宫，这一过程即为"移植"。到这里，试管婴儿的几个关键步骤就完成了。

💜 "移植"后的一些事情 💜

把胚胎放回子宫里，就像在土地里播种了一颗种子，在合适的环境中就能生根发芽。为了使子宫的环境适合胚胎生长，我们还需要使用一些药物来维持体内激素水平的稳定。一旦胚胎成功着床，就会释放一种激素，称为绒毛膜促性腺激素。因此，在胚胎移植进子宫后的第12~14天，我们就能够通过抽血检测该激素来判断是否怀孕。

如果成功怀孕，继续用药保胎，再过2周做B超，就能看

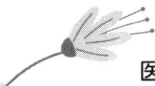

见子宫里的孕囊，之后会看到胎芽和胎心，再往后，等到怀孕 3 个月时，就可以正常产检。至此，试管婴儿治疗的主要流程就结束了。

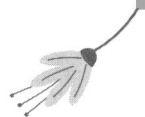

医生，冻胚、鲜胚和囊胚我分不清楚，到底移植哪个好

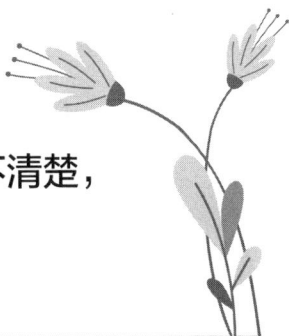

在试管婴儿助孕过程中，经常有患者询问："医生，冻胚、鲜胚和囊胚我分不清楚，到底移植哪个好？"为了更好地解释这个问题，需要了解以下内容。

❤ 胚胎形成记录 ❤

在试管婴儿助孕过程中，胚胎的形成过程分为以下几个步骤：第一步，使用药物促出"卵妹妹"（卵子）；第二步，"卵妹妹"成熟后，在超声引导下取出"卵妹妹"；第三步，取出男方精液，在实验室提取"小蝌蚪"（精子）；第四步，在实验室的环境下，"小蝌蚪"和"卵妹妹"结合；第五步，实验室的工作人员在显微镜下观察胚胎发育过程；第六步，获得成熟胚胎。这就是试管婴儿助孕过程中胚胎的形成过程。

❤ 什么是冻胚、鲜胚和囊胚 ❤

精子和卵子结合受精后可以分裂成 2 个细胞、4 个细胞、8 个细胞……在第 5~6 天形成带有囊腔的胚胎，也称为囊胚。因此，囊胚就是指生长到第 5~6 天并产生囊腔的胚胎。

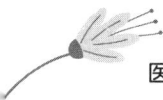

什么样的胚胎是鲜胚呢？顾名思义，鲜胚是指新鲜培育、没有经过冷冻的胚胎。一般没有特殊情况，建议进行鲜胚移植。

什么样的胚胎是冻胚呢？冻胚，又称冷冻胚胎，因为各种原因没有办法进行鲜胚移植时，需要进行冷冻保存的胚胎。它适用于：①当身体条件不适合鲜胚移植时，可以进行胚胎冷冻，如激素水平升高、子宫内膜较薄等情况；②鲜胚移植后，剩余的可以使用的胚胎也可以进行冷冻保存。

总结三种胚胎的区别：根据受精后培养时间来看，囊胚特指受精后培养5~6天的胚胎，冻胚和鲜胚则指受精后培养2~6天的胚胎，具体取决于移植或冷冻的时间点。按照是否冷冻进行区分，冻胚是经过冷冻保存的胚胎，而鲜胚是没有冷冻过的新鲜胚胎。囊胚既可以冷冻，也可以不冷冻。

♥ 移植哪种胚胎更好 ♥

那么移植哪种胚胎更好呢？要回答这个问题，需要先看一下影响怀孕成功的因素。首先是"种子"，其蕴含着胚胎的质量，胚胎质量越好，怀孕成功率就越高。其次，就是"土壤"，也就是子宫和盆腔的环境。再次，是我们体内的雌孕激素，它像阳光一样滋润着"种子"的生长。最后，是要保持良好的心态，对怀孕也大有裨益。

什么样的胚胎质量更好呢？囊胚是不是质量更好？囊胚要经过5~6天的培养才能形成，相对而言，它可以筛选出更强壮的胚胎，移植成功率更高。但决定囊胚培养的因素复杂，不可以盲目进行，要听从医生的意见。

新鲜胚胎和冷冻胚胎哪个好？新鲜胚胎移植和冷冻胚胎移

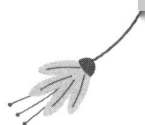

植各有特点。对于新鲜胚胎移植来说：①新鲜胚胎没有经过冷冻；②新鲜胚胎移植的时候，由于体内雌孕激素一般偏高，因此子宫内膜接受胚胎的能力可能会受到影响；③新鲜胚胎移植费用相对较低。而对于冷冻胚胎来说，子宫内膜的准备需要更为充分，由于胚胎需要经过冷冻复苏这一过程，所以花费会增加。总之，新鲜胚胎移植和冷冻胚胎移植各有优劣，没有更好，只有适合与否，听从医生的建议便可。

最后总结一下：第一，按照培养时间分类，可以分为第 3 天的胚胎和第 5~6 天的囊胚；按照是否冷冻进行分类，可以分为新鲜胚胎和冷冻胚胎。囊胚移植之后怀孕的概率更高。如果胚胎比较多，可以考虑进行囊胚培养。第二，如果没有特殊情况，建议选择鲜胚移植。第三，决定怀孕的因素比较复杂，具体的决策要听从医生的指导。

输卵管积水会引起不孕吗

　　前两天，我的门诊来了一位患者，名叫小美。小美结婚两年没有怀孕，在家人的催促下，就诊于当地医院，盆腔彩超显示附件区有"腊肠样"无回声区，这可把小美吓坏了，急忙拿着单子找到我。我跟她说，这个"腊肠样"无回声区是输卵管积水。小美连忙问："输卵管积水会引起不孕吗？"输卵管性不孕占女性不孕症病因的 30%~40%，其中由于输卵管积水引起的不孕占输卵管性不孕的 10%~30%，那么，今天我们从五个方面来了解一下输卵管积水与不孕的关系。

♥　输卵管具有什么作用　♥

　　输卵管具有三个方面的作用：①输卵管伞端有拾卵的作用。②输卵管的管腔有运送卵子和精子的作用。③输卵管的壶腹部提供了精卵结合的场所。

♥　输卵管积水如何形成　♥

　　输卵管黏膜在炎症的作用下，会产生大量的炎性渗出物。这些物质长期作用于输卵管伞端，使伞端组织变得僵硬、粘连，进而发生阻塞，随着时间的推移，这些炎性渗出物聚集于输卵管

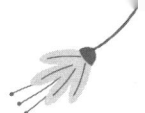

内，就形成了输卵管积水。

♥ 输卵管积水会引起不孕吗 ♥

轻度的输卵管积水，仍然有自然怀孕的可能；重度的输卵管积水，会导致不孕，需要引起重视，积极治疗。

♥ 输卵管积水引起不孕的原因有哪些 ♥

1. 阻碍精卵相见

输卵管梗阻，导致输卵管输送精子、卵子的功能受损，精卵不能相见，自然不能受孕。

2. 输卵管积液的毒性

输卵管积液中含有大量有毒有害物质，这些物质可以引起精卵结合受阻及阻碍受精卵着床。

3. 机械冲刷干扰着床

输卵管积水可逆向流入宫腔，冲刷子宫内膜，影响受精卵着床。

4. 子宫内膜容受性受损

输卵管积水长期逆流入宫腔，积水内的有毒有害物质会导致子宫内膜贫瘠，受精卵很难着床，就像种子在贫瘠的土地上很难生长一样。

♥ 孕前发现输卵管积水应该怎么办 ♥

若为轻度输卵管积水，可以口服或者静脉滴注抗生素，同时应用中药保留灌肠、中医针灸等保守治疗方法。

若为重度输卵管积水，如果是输卵管远端的梗阻，可以做输卵管成形术；如果是输卵管近端的梗阻，可以切除输卵管，然后采用试管婴儿技术进行助孕。

对于年龄偏大，不孕年限偏长或者输卵管成形术后半年仍未妊娠的患者，应该停止盲目等待，建议考虑采用试管婴儿技术进行助孕。

温馨提示

科学备孕要牢记，卵管积水莫大意；

轻度积水可保守，重度积水需手术；

远端不通做整形，近端不通做切除；

试孕半年仍未孕，试管婴儿祝"好孕"！

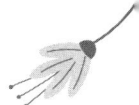

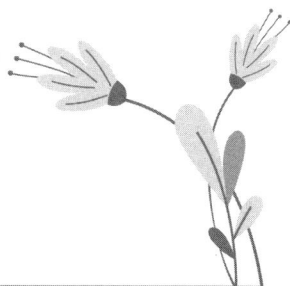

宫腔里有堵"墙"，还能怀孕吗

有一天，患者小魏沮丧地走进了诊室说："医生，我又流产了！我该怎么办呢？"我仔细地翻阅了她的化验检查单，发现宫腔镜检查报告显示是纵隔子宫。我语重心长地告诉她："小魏，您的子宫跟正常人有点不一样，您的子宫腔里多了堵'墙'。不过，不用担心，这种问题还是可以解决的。"下面我们就详细聊聊这个"墙"的问题。

❤ 纵隔子宫是怎么回事 ❤

1. 正常子宫是什么形态

正常子宫的形态类似一个倒置的"梨"形，宫腔上宽下窄，是怀孕后胎儿的居住场所。

2. 纵隔子宫是怎样形成的

纵隔子宫是子宫先天发育异常的一种类型，发病率为0.009%~12%，占子宫发育异常的75%左右。

子宫纵隔是胎儿在生长发育的第9~11周，双侧副中肾管融合不良导致腔化不全，表现为宫底有一个以结缔组织为主的脊突向宫腔，就像子宫中间堵了一面"墙"。

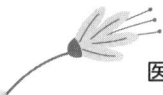

3. 纵隔子宫有哪些类型

主要有两种类型：一种是不完全纵隔子宫（在双侧副中肾管融合过程中，其中隔未完全吸收形成），纵隔的终端未达到子宫颈内口水平，子宫腔两边是相通的；另一种是完全纵隔子宫（在双侧副中肾管融合过程中，其中隔未吸收形成），纵隔的终端达到或超过子宫颈内口水平，把子宫腔一分为二，子宫腔两边不相通，形成了完全相对独立的空间。纵隔子宫的外形与正常子宫是相同的。

♥ 纵隔子宫对怀孕有影响吗 ♥

1. 纵隔子宫对怀孕有哪些影响

纵隔子宫可引起不孕、宫外孕、反复自然流产及严重的产科并发症（胎位不正、胎膜早破、死胎、早产等）。

2. 纵隔子宫对怀孕有哪些危害

据资料统计，纵隔子宫不孕发生率为 17%~35%。另外，纵隔子宫环境复杂，若有宫外孕也难以及早作出诊断。还有报道称，15%~25%的反复流产都是因为子宫畸形所致，其中纵隔子宫占大多数。纵隔子宫产科并发症也较多，在纵隔子宫妇女中，妊娠早期（孕 12 周前）的流产发生率为 25.5%，晚期流产率为6.2%。所以纵隔子宫的女性怀孕后一定要及早就医，积极诊治，听取医生的建议。

♥ 纵隔子宫需要处理吗 ♥

1. 纵隔子宫能正常怀孕吗

轻度的畸形，纵隔比较短的子宫对孕育不构成绝对影响，可

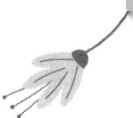

正常妊娠。即使完全性纵隔子宫，只要孕卵着床在非纵隔区域，也有成功妊娠的可能性。一般可以试孕数月，一旦妊娠，及时B超检查，明确孕卵着床部位（非纵隔区域），同时保持良好的心态，妊娠就有可能成功。

2. 什么情况下需要进行子宫纵隔切除术

当出现不孕、反复流产、晚期流产、早产及严重的产科并发症等不良孕产史时，我们就要考虑进行子宫纵隔切除术。

3. 子宫纵隔手术的方式有哪些

通常有两种手术方式。

（1）经腹壁切口进入行子宫纵隔切除术：其优点为可明确区别双角子宫与不完全纵隔子宫、双子宫与完全纵隔子宫。但其也存在缺点，即切除纵隔时可能将纵隔连同部分子宫壁一并切除，创伤比较大，恢复时间长，做完手术之后一般需要避孕2~3年，才能够再次怀孕。

（2）宫腔镜下行子宫纵隔切除术：其优点是可以直视宫腔内的畸形，明确子宫纵隔的范围、程度、厚薄，来决定手术治疗能否在直视下进行充分的切割，可以达到治疗与手术评估同时进行的目的，这种治疗创伤小，恢复快，术后避孕3个月即可，患者容易接受。所以自宫腔镜问世后，经腹手术基本被淘汰。

4. 子宫纵隔手术后的注意事项

谨遵医嘱用药，预防感染，按时复查，预防宫腔粘连。一旦妊娠，及时与医生联系，积极配合医生，严格监控孕育的全过程，为保证分娩安全，一般需要采取剖宫产进行分娩，因为纵隔子宫的宫底肌肉厚度远大于宫壁其他部位，孕晚期容易导致子宫收缩不协调，出现宫缩乏力，导致产程延长，甚至有子宫破裂的

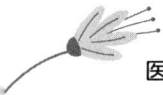

可能，所以手术最好在妊娠 36 周以上进行。

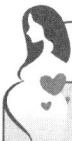

温馨提示

子宫小小墙，我们不害怕，积极看医生！

医生支妙招，拆墙建新房，祝您"好孕"来！

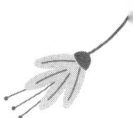

造娃一年不成功，想做试管

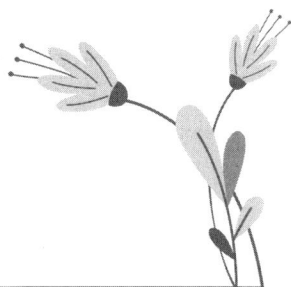

努力造娃一年都没成功，是不是患了不孕症？是不是必须去做试管婴儿了？

♥ 不孕症如何判断 ♥

不孕症诊断时，强调夫妇双方共同就诊，通过规范的病史问诊及体格检查，选择合适的辅助检查。常用的辅助检查有精液分析、排卵功能评估（基础体温测定、激素检测和超声检查）、输卵管通畅度评估（子宫输卵管造影、宫腔镜和腹腔镜检查等）。

♥ 导致不孕症的病因有哪些 ♥

1. 男性因素

性生活障碍，包括阳痿、早泄、逆向射精；精液异常，如少、弱、畸精症；无精症，包括无精子生成和输精管梗阻等。

2. 女性因素

排卵障碍，如多囊卵巢综合征、卵巢功能下降等；盆腔因素，如子宫内膜薄、宫腔粘连、子宫肌瘤、子宫畸形和输卵管阻塞等。

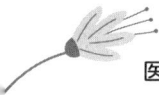

3. 不明因素

免疫性不孕、受精障碍、遗传缺陷等。

♥ 不孕症治疗方式有哪些 ♥

1. 非手术治疗

若为内分泌异常或排卵障碍相关不孕症，可以通过调整内分泌、监测排卵等方式解决。

2. 手术治疗

若为器质性疾病，如部分子宫畸形、子宫内膜息肉、子宫内膜异位症、盆腔轻中度粘连或输卵管阻塞，可在进行宫腹腔镜手术后自然受孕；男性的输精管梗阻或精索静脉曲张可通过睾丸附睾取精、精索静脉结扎等手术解决。

3. 助孕治疗

人工授精、试管婴儿技术。

♥ 自然受孕与试管婴儿有什么区别 ♥

1. 自然受孕过程

夫妇双方有正常生殖细胞形成（卵子和精子），生殖通道（阴道、宫颈、子宫、输卵管）发育正常且通畅；卵子成熟并触发正常排卵，与输卵管内等待的精子结合形成受精卵，通过输卵管运送至宫腔内着床生长。

2. 试管婴儿过程

通过激素刺激多个卵子发育成熟，人工取卵后与精子在体外进行受精，形成受精卵，移植到宫腔后，继续用激素维持内分泌环境，促进胚胎生长发育。

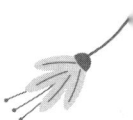

❤ 试管婴儿的适应证有哪些 ❤

1. 男方因素

少弱畸精子症和输精管梗阻性无精症。

2. 女方因素

排卵障碍，如多囊卵巢综合征、卵泡不破裂、卵巢功能下降等疾病；盆腔因素，如输卵管阻塞、盆腔粘连、子宫内膜异位症等疾病，可获得相对健康卵子者。

3. 不明原因不孕症

免疫性不孕、受精障碍等。

4. 遗传疾病

部分遗传疾病携带者，可进行胚胎植入前遗传学诊断。

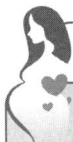

温馨提示

无法获取正常精子或卵子的夫妇，不能进行试管婴儿助孕。内分泌异常或器质性疾病导致的不孕症可通过内分泌调整或手术治疗，自然受孕；或需配合手术治疗再采用试管婴儿技术进行助孕，如输卵管积水、子宫内膜异位症、子宫内膜息肉等。具体治疗方式需要由专业医生给出指导意见。

子宫内膜息肉会影响怀孕吗

❤ 子宫内膜息肉是什么 ❤

子宫内膜息肉可发生于女性青春期之后的任何年龄段，其为子宫局部内膜过度生长，并由子宫内膜、腺体、血管及间质等形成的带蒂或不带蒂的肉质赘生物，突向宫腔。

子宫内膜高发因素包括年龄、高血压、肥胖及某些药物的使用等。

❤ 子宫内膜息肉有哪些特点 ❤

1. 多样性

内膜息肉数量分单个或多个，它们的直径从数毫米到数厘米不等，形态也是多种多样。

2. 多部位生长

可以长在子宫腔内的任何部位，比如宫底、宫角、侧壁、前壁、后壁或子宫峡部等。

3. 高复发率

手术切除后仍有较高的复发率，一般多发息肉的复发率比单发息肉高。切除后如果仍有炎症刺激或内分泌失调，也会导致复

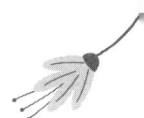

发率升高。

4. 恶变

绝大多数息肉都是良性的，极少数的息肉会产生恶变，恶变的风险随着年龄的增加而增加。多发息肉、子宫内膜异位症、肥胖、糖尿病、高血压等都会增加子宫内膜息肉恶变的概率。

♥ 子宫内膜息肉有哪些症状 ♥

单发且小于 1cm 的息肉不会出现不适感，通常在做体检的时候才会被发现。

多发息肉或超过 1cm 的息肉会引发月经失调、经期延长、月经淋漓不尽、不孕等。

♥ 子宫内膜息肉如何影响不孕 ♥

分机械刺激和化学刺激两方面。

1. 机械刺激

息肉会影响精子运动并影响胚胎顺利着床，刺激子宫不规律收缩并引发流产。

2. 化学刺激

息肉会在内膜局部产生有毒有害物质，这些物质可以引起精卵结合受阻以及阻碍受精卵着床。

♥ 子宫内膜息肉如何治疗 ♥

若是小于 1cm 的小息肉可以选择期待疗法，息肉随着月经的脱落而自然消退的概率很高。

若是超过 1cm 的息肉，建议采用手术方式切除。

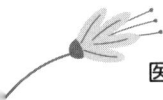

对于药物治疗，更多的是对真性和假性息肉之间的鉴别，但由于药物治疗作用有限，常规情况下，我们不推荐药物治疗。

❤ 宫腔镜手术有哪些优势 ❤

1. 治疗子宫内膜息肉的金标准

宫腔镜手术是目前治疗子宫内膜息肉最直接且有效的方法，已成为该领域诊断和治疗的金标准。借助宫腔镜，医生能够在直视下精准、微创地切除息肉及其根部，同时保护周围正常的内膜组织不受损害。这种方法不仅直观高效，而且安全可靠。

2. 手术最佳时机

为了确保最佳的手术效果，建议在月经结束后 3~7 天内进行宫腔镜手术。此时子宫内膜处于相对稳定的状态，有利于手术操作及术后恢复。

3. 提高妊娠的成功率

切除子宫内膜息肉对于希望怀孕的女性来说是一个重要的步骤。研究表明，切除息肉后自然受孕的能力有所提高。而在进行人工授精或试管婴儿等辅助生育技术前实施此手术，更能显著提升妊娠的成功率。

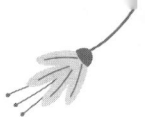

肥胖是男性造娃路上的"绊脚石"

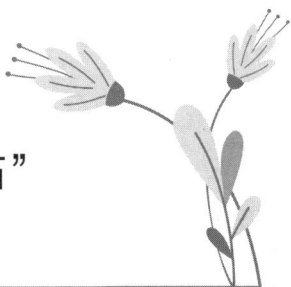

❤ 男性肥胖有哪些危害 ❤

1. 男性肥胖的诊断

常用身体质量指数（BMI）来衡量，计算方式是用体重（kg）除以身高（m）的平方。BMI≥24.0kg/m²，可诊断为超重；BMI≥28.0kg/m²，可诊断为肥胖。有的人 BMI 可能正常，但是腹部脂肪较多，如果男性的腰围＞90cm，也属于肥胖的范畴。

2. 男性肥胖的危害

肥胖会增加关节老化、心脑血管疾病、高血压、糖尿病以及癌症等疾病的发生风险。此外，肥胖也会对男性生殖健康造成不利影响。肥胖是导致男性生育力低下或男性不育的重要因素之一。

❤ 肥胖如何影响男性的生殖健康 ❤

1. 影响雄激素水平

雄激素具有协助睾丸产生精子和后续发育、保持成年男性性征、预防骨质疏松症、维持肌肉含量等作用。脂肪细胞中的芳香化酶是促进雄激素向雌激素转化的催化剂。在肥胖人群中，芳香

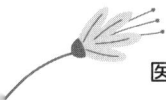

化酶活性升高，雄激素水平就会下降，导致精子生成受阻，性欲低下。

2. 影响夫妻性生活质量

过多的脂肪堆积造成气管气道狭窄，增加呼吸阻力，导致慢性缺氧，睡眠质量下降，精神状态不佳，同房质量就会受到影响；肥胖可能因血压、血脂和血糖异常，导致血管狭窄和血管内皮细胞受损，而阴茎动脉是身体中最细的动脉血管之一，更易受到影响，出现阴茎勃起障碍。

3. 影响精子质量

前列腺分泌的前列腺液中含锌、钙及一些酶类，这些对保持精子活力起重要作用，肥胖会影响男性前列腺功能，间接影响精子活力。正常情况下，男性睾丸温度比体温低 2~3℃，肥胖男性由于久坐不动的生活方式和下腹部的脂肪沉积，使生殖器长期处于脂肪的包围中，散热功能差，破坏了精子生存的适宜温度。肥胖相关的高血脂、糖尿病或隐性糖尿病，都会损害精子中遗传物质的完整性。雄激素下降会促进产生精子的细胞死亡。肥胖可引起生殖道炎性物质增加，使其机体长期处于慢性、持续性、低度的炎症中，伴随脂质累积、脂肪细胞体积增大、新生微血管限制等，一旦超出细胞的最大承受范围，脂肪细胞会破裂凋亡，从而被巨噬细胞吞噬清除，这是引发肥胖病全身慢性低度炎症的一个重要原因，增生肥大的脂肪细胞同时又会产生多种促炎因子及趋化因子，从而引起或增加机体的炎性反应。当机体处于极度肥胖（BMI＞40kg/m^2）时，甚至可引发无精子症。

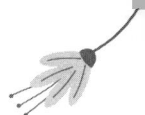

❤ 肥胖男性如何科学减重备育 ❤

1. 运动减重

运动可减少脂肪成分，增加肌肉含量，使机体保持健康的状态。根据自身健康状况及个人偏好，合理选择运动方式，运动量和强度。

（1）有氧运动：建议超重或肥胖者每天进行 60~90 分钟中等强度的有氧运动（快走、慢跑、健身操和游泳等），每周锻炼5~7 天。

（2）抗阻运动：做一些抗阻力肌肉力量锻炼（举哑铃和俯卧撑等），隔天进行，每次 10~20 分钟。有氧运动联合抗阻运动效果更好。

（3）减少静坐：运动要适量，并非大量，结合自身身体情况制订运动量，适量运动才有助于减重，而大量的运动会对身体造成损伤，甚至还会损伤生育能力。

运动前 2 小时补充 500mL 水分，前 15 分钟再分 2~3 次补充 300mL；运动中每 15~20 分钟补充一次，每次 50~100mL；运动后再补充 800~1000mL，整个补水过程要遵循少量多次的原则。

2. 调整营养

补充优质蛋白，如鸡蛋、牛奶、鱼肉、虾肉和去皮的鸡肉。多吃新鲜的蔬菜水果，可以补充多种膳食纤维及维生素。也可以在临床营养师和（或）医生指导下采用极低能量饮食，并补充维生素和微量元素。避免压力性进食，尤其是进食咸、甜、高脂肪、高热量等食物，不要在心情不好的时候去进食。

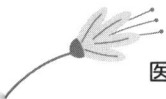

3. 保证充足的睡眠

睡眠时间长期低于正常水平将增加肥胖发生率。夜间睡眠时长要保证7~8小时。推荐晚上10：00~11：00入睡，不要熬夜，有利于肥胖的防治。

4. 加强心理建设

减重是一个长期持久的过程，合适的减重目标是成功的关键，要以合理的速度和强度，循序渐进保持适度饮食和运动。减重过程中要及时处理可能引发负面情绪反应的事件和来自现实生活的压力。

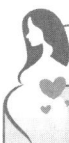

温馨提示。

肥胖和不育的双重压力会进一步加重心理负担，应循序渐进地改善生活方式，建立自信。减重控制目标的最低要求是在6个月内减掉自身体重的5%~10%。积极寻求家庭成员及社交圈的鼓励和支持，必要时接受专业减重教育和医师指导。

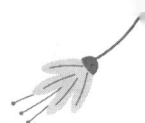

输卵管造影注意事项大全

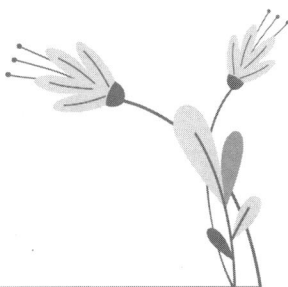

在门诊上，我们建议患者做子宫输卵管造影术时，患者经常会问："医生，造影是干什么的？要注意些什么？我一定要做吗？"

这里和大家科普一下子宫输卵管造影的注意事项。俗话说，"知其然，更要知其所以然。"先了解输卵管造影到底是怎么一回事，这样才能知道在做造影前要注意些什么，做完后又要注意什么。

♥ 子宫输卵管造影到底是怎么一回事 ♥

它是一项操作，也是一种诊断方法。通过它，可以检查输卵管通不通畅、子宫形态长得好不好。同时，它也是女性不孕不育的一项治疗手段。对于输卵管有点阻塞，不太通畅的情况，有疏通作用。这就好比家里的下水道堵了，我们会用力倒盆水去冲开一样。

目前临床上有两种子宫输卵管造影的方法，一种是X光引导下的子宫输卵管碘油造影，另一种是B超引导下的子宫输卵管超声造影。两种方法除借助的引导路径不同外，所用的造影剂、各自的优缺点及注意事项也有所不同。

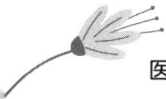

这里主要讲 X 光引导下的子宫输卵管造影。它的具体操作是患者躺在检查床上，医生常规消毒外阴、阴道，铺无菌巾，用窥阴器暴露宫颈并再次消毒，然后经宫颈口插入导管，固定好导管后慢慢推入造影剂，这时在 X 光的显示屏上就可以查看结果。

一般来说，子宫在显示屏上呈倒三角形，两个顶角是两条输卵管的开口，所以如果看到一个倒三角形，说明子宫基本正常。看到右侧输卵管的造影剂快速流出，说明通畅，左侧输卵管造影剂流到半路就不动了，说明阻塞。如果片子上没有看到一个倒三角形，看到的是两个纺锤形，每个纺锤形的顶端都看到有细细长长、弯弯绕绕的曲线，这就说明子宫不正常，可能是一个双子宫，但是输卵管通畅。

💜 什么情况下需要做输卵管造影检查 💜

怀孕是精卵结合，就如同男女相亲，路不通，见不上面，怎么结合呢？所以，如果男女结婚一年以上没怀孕，女方"大姨妈"很正常，男方也检查了精子，"小蝌蚪"正常，那就需要进行输卵管造影；或者女方以前怀过、生过，现在又有一年以上不能怀孕，也应该去做一下造影；怀疑子宫形态不佳，有畸形，或者子宫里面有异物，可以做造影来证实，但是现在大多都被宫腔镜取代；它还可以帮助诊断有没有子宫内膜结核、输卵管结核，它们在 X 光上有特殊显影；输卵管结扎术后如果又想怀孕，可以先做造影，确定在输卵管哪个部位结扎，之后再做复通术，如果复通术后仍然不能成功怀孕，还可以再做造影，了解复通的效果如何；如果阴道经常无缘无故地出血，或者"大姨妈"来了以后

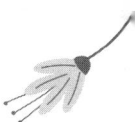

老不干净，也可以通过造影来看一下子宫到底有什么问题。不过随着医疗技术的发展，这也被宫腔镜取代。

什么情况下不能做输卵管造影检查

因为这项检查要进行宫腔操作，所以，有妇科炎症时不能检查；如果有甲亢或者其他严重的内外科疾病，身体吃不消，不能检查；经期月经未完全干净，不能检查；如果在 6 周以内有过生产、小产或者刮宫史，也不能检查。另外，如果是用碘油做造影剂，对碘过敏，那肯定不能做。

输卵管造影检查前需要做哪些准备

首先是时间的准备，最好是在月经干净后 2~7 天，这时候内膜厚度中等。但是一定要排除怀孕，不能同房，而且不能空腹。其次，做之前先检查阴道分泌物，如果用碘油做造影剂，要做碘试验。检查之前半个小时，打一针阿托品，避免出现假阳性。然后排尿，垫好卫生巾，放松心情，躺在检查床上配合检查。

输卵管造影检查术后还要注意什么

术后半个月内禁止盆浴，禁止同房，也不能去游泳池游泳。如果要洗澡，只能淋浴。另外还要注意避孕，到底避孕多久，造影剂不同，时间也不同，听从医生的建议。做完造影注意观察阴道出血量及出血时间。做完造影后会有少量的阴道出血持续几天，一般 2~7 天，可以口服消炎药预防感染。如果量多，或者一个星期都不干净，或者伴随腹痛，那就赶紧看医生。

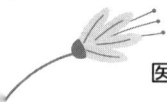

女性不孕考虑输卵管有问题时，可以做造影，这既是一种检查方法，又是一个治疗手段。做造影的时间一般是在月经干净的1周之内，这时子宫内膜厚度中等。一定要注意术前不能有炎症，不能同房。术后2周内禁止盆浴，禁止同房。

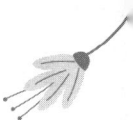

婚检正常，为什么怀不上

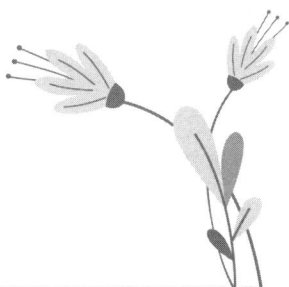

门诊经常有患者问："医生，我们婚检都正常，为什么就是怀不上孕呢？"相信这也是很多不孕患者感到困惑的问题。这要从两个方面来说，它们就是婚检内容和怀孕条件。

第一，婚检内容。我国《中华人民共和国母婴保健法》建议男女双方在结婚前要进行婚前检查，主要是一问、二查、三化验。

一问是问男女双方有没有得过什么病，两家祖辈、父辈之间是不是亲戚关系，家族中有没有人生下来就有畸形，有没有人得过什么传染病、精神病之类的疾病；二查即检查身体，与平时体检的项目差不多，只不过多了男女双方私密处的检查；三化验指的是抽血验尿，查血常规、肝肾功能、乙肝、梅毒、艾滋病和地中海贫血等，另外还要拍个胸片，做个 B 超等。这些都是为了了解双方主要器官的状况，有没有什么大病，有没有什么不能结婚或不适合要孩子的情况。

第二，怀孕条件。这是一项复杂的工程，它需要结合天时、地利、人和。

若想怀孕，一定要有性生活！要有规律的性生活。什么是规律的性生活呢？一般来说，每周 1~3 次。当然，这不是绝对

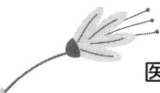

的，主要还是看双方的情况，以双方第二天不感觉疲劳，不影响工作和生活为度。天时，就是指排卵期，排卵期同房才有可能怀孕！地利，主要是指男女双方各自的条件。男方，主要就是看他行不行，另外看他能不能。行不行，主要是指男方的性功能怎么样，能不能好好进行性生活；而能不能，则是指男方的精子情况如何，"小蝌蚪"数量多不多、跑得快不快、长得正常吗？如果只是稀稀拉拉的几个歪瓜裂枣，怎么能在人生的第一场"游泳"比赛中赢得头筹，获得"卵妹妹"的青睐，得以其以身相许，合而为一呢！对于女方而言，则需要有规律的正常的排卵过程，至少保证有一侧输卵管是通畅的，能让精卵见面，一个正常的子宫能让精卵"爱的结晶"入驻，生根发芽长大。人和，就是一些外在的条件，包括双方心态要平和，不急不躁，恩恩爱爱，不怨不怒。情绪的改变可以影响女性的内分泌，影响输卵管蠕动。另外，还要有健康的身体、良好的环境和社会安定。试想一下，生活居无定所、朝不保夕，又怎么有时间、空间去造娃呢？

相信这下您明白了为什么婚检正常，也有可能怀不上了吧。因为婚检正常，并不意味着就完全具备了所有适宜怀孕的条件。

温馨提示

婚前检查很重要，宝宝健康他功劳；

一年宝宝没报到，求医治病别急躁；

准爸查下"小蝌蚪"，准妈监测排卵泡；

必要时再探探路，可爱宝宝会来到。

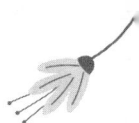

发生过宫外孕，还能正常怀孕吗

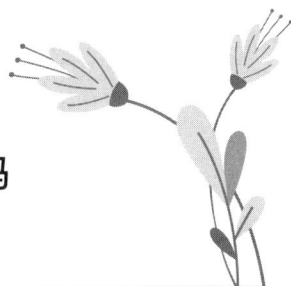

❤ 什么是宫外孕 ❤

正常情况下，精子和卵子在输卵管相遇后形成受精卵，着床在宫腔里。特殊情况下，受精卵着床在子宫腔以外的部位，叫作宫外孕，又称异位妊娠。

宫外孕如何分类？根据受精卵着床部位不同，宫外孕分为输卵管妊娠、卵巢妊娠、腹腔妊娠、宫颈妊娠、剖宫产瘢痕异位妊娠等，临床上最常见的就是输卵管妊娠，占所有宫外孕的90％以上。

❤ 宫外孕如何诊断 ❤

典型的宫外孕表现为：有停经史，伴有一侧的下腹隐痛，或者是胀痛，阴道点滴出血。

不典型的表现：阴道出血同月经量，误认为是来月经，从而耽误最佳的就诊时间，直到出现突然剧烈的腹痛，甚至是失血性休克，才来就诊。

除了以上的这些症状体征，在孕早期还要动态监测超声，了解孕囊的位置，查血液人绒毛膜促性腺激素值、孕酮，了解胚胎的

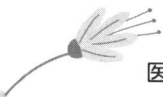

活性。通过妇科检查了解腹痛的位置，腹痛的程度，以及是否有急腹症的表现，必要时，还可以通过后穹隆穿刺来了解是否有腹腔内出血，以协助诊断宫外孕。

❤ 宫外孕如何治疗 ❤

1. 保守治疗有两种方式，分别是期待治疗和药物治疗。

（1）期待治疗：一般常见于包块较小，血液人绒毛膜促性腺激素值很低，或者动态观察其翻倍下降，可以不给予任何的治疗措施，仅仅卧床休息，动态观察就可以。

（2）药物治疗：主要有两种方法，分别是使用杀死胚胎的化疗药物及活血化瘀的中草药治疗。

2. 手术治疗有两种方式，分别是保守性手术和根治性手术。

（1）保守性手术：是保留输卵管的手术，只将输卵管妊娠部位切开，将妊娠组织去除。术后患侧的输卵管愈合良好，功能有可能恢复正常，而另一侧的输卵管，功能也正常，就可以妊娠，如果备孕半年到一年还没能成功妊娠，就需要进行输卵管功能的检查；如果输卵管造影提示双侧输卵管的形态正常、通畅，卵巢功能也正常，可以继续妊娠。如果两侧输卵管中有一侧是因为炎症或者包块吸收不好，而导致输卵管不通或者通而不畅，受孕的概率则下降一半。如果两侧输卵管的形态和功能都不好，我们需要借助辅助生殖技术来助孕。

（2）根治性手术：是将患侧输卵管切除。手术治疗后受孕的概率理论上会下降50%，如果曾患过两次或者两次以上不同侧的宫外孕，两侧输卵管都被切除，同样需要借助辅助生殖技术来助孕。

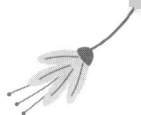

❤ 宫外孕后再次宫外孕的风险 ❤

据一项多中心的研究表明，患过一次宫外孕，再次宫外孕的风险约为 10%；如果患过两次或两次以上的宫外孕，再次宫外孕的风险约为 25%；接受过宫外孕治疗的患者再次宫外孕的风险将增加 9~17 倍。

温馨提示

我们该如何降低再次宫外孕的风险呢？首先，我们要积极治疗炎症，如阴道炎、盆腔炎性疾病等。备孕前，如果经医生评估有需要，可以进行输卵管造影，来了解输卵管是否通畅。发现妊娠以后，应该及时就医，排除宫外孕的可能。

卵巢功能减退女性如何早日"好孕"

结婚、生子，对于大多数人来说，似乎是人生一件顺理成章、自然而然的事情。然而，近年来，在不少"育龄女性"身上，却并非如此容易，甚至有些艰难。这样的情况在不孕症门诊屡见不鲜，经常会有这样的患者：患者 A 读完博士，事业顺利，想要孩子，却怎么也要不上；患者 B 刚结婚时想先奋斗买房，条件好了再要娃，万事俱备，却久备不孕；患者 C 还年轻，不想结婚，只是月经有点不正常，医生却告知其卵巢功能减退，生育力已经下降，劝其赶紧结婚、生孩子，否则后果堪忧……卵巢功能减退到底和生孩子有多大关系呢？下面我们就来聊聊这个话题。

♥ 女性卵巢功能减退是什么情况 ♥

1. 女性卵巢有哪些功能

卵巢产生卵子并排卵，掌控女性的生育功能；分泌女性激素，管理女性正常的月经周期。更重要的是，它还能够调节女性内分泌，直接影响女性的健康与美丽。

2. 什么是卵巢功能减退

卵巢功能减退指卵巢储备功能减退，是由于多种原因导致卵母细胞数量减少和（或）质量下降，进而引起卵巢功能减退，生

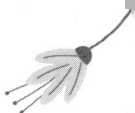

育能力降低，同时伴有抗米勒管激素（AMH）水平降低、窦卵泡计数（AFC）减少、基础卵泡刺激素（FSH）水平升高。它是衡量女性生育力的重要指标。随着女性年龄的增长或其他病理因素影响，卵巢上的卵泡消耗增多，就会出现卵巢储备功能减退，生育力也随之下降。

3. 卵巢储备功能减退有几种类型

有两种类型：一种是与高龄相关的生理性卵巢储备功能减退。每个人随着年龄的增长，到了一定阶段，衰老不可避免，相应地会出现卵巢储备功能减退，生育力下降，这是一种自然的生理现象。另一种是与女性年龄不相符的病理性卵巢储备功能减退，是女性在 40 岁之前出现的卵巢功能减退，这种情况严重影响女性的生活质量。

❤ 卵巢功能减退的相关概念有哪些 ❤

相关概念有早发性卵巢功能不全和卵巢功能早衰。这两种情况均发生于女性 40 岁之前，属于与年龄不相符的病理性卵巢储备功能减退。早发性卵巢功能不全可出现月经紊乱和生育力下降；而卵巢功能早衰除上述症状更为严重之外，还会伴随围绝经期的相关症状，是早发性卵巢功能不全的终末阶段。有研究显示，从早发性卵巢功能不全进展到卵巢功能早衰有 1~6 年的时间。

❤ 卵巢功能减退发生情况如何 ❤

研究显示，约 10% 的女性可能会因各种原因而导致卵巢储备过早减退，＞ 40 岁的女性群体中的卵巢功能减退的发病率可

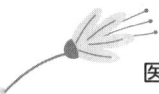

能超过 50%。由于对卵巢功能减退的定义不统一，人群中的卵巢功能减退患病率为 10%~35%。目前，卵巢储备功能检测方法尚不够精确，加上卵巢功能减退具有隐匿性、渐变性，常常导致卵巢储备功能减退的发现和诊断被延迟，所以实际卵巢功能减退的患病率可能更高。因此，卵巢功能减退一经确诊，应尽早就医。

♥ 卵巢功能减退对女性有哪些危害 ♥

如果女性一段时间内出现月经紊乱，屡试不孕，或者间断有潮热出汗、失眠多梦等症状，建议尽早找医生对卵巢功能进行综合评估。根据 2022 年 4 月发表的《卵巢储备功能减退临床诊治专家共识》，推荐参考抗米勒管激素、窦卵泡计数、基础促卵泡激素的检查结果并结合年龄因素，对卵巢储备功能进行综合评估。如果 B 超检查提示双侧卵巢上窦卵泡计数<5 个，抽血化验检查抗米勒管激素<1.1ng/mL，连续两个月经周期基础促卵泡激素≥10IU/L，则提示卵巢功能减退，生育力降低，就要引起足够的重视。

♥ 女性怎么会发生卵巢功能减退 ♥

卵巢功能减退的相关因素有五类。

1. 年龄

年龄是卵巢功能减退的重要相关因素。随着年龄增加，卵巢的储备功能逐渐下降，当正常女性接近围绝经期年龄时，将达到卵巢功能减退的诊断标准，即生理性卵巢储备功能减退。正所谓"什么样的卵巢，就有什么样的容颜"。

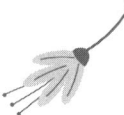

2. 遗传学因素

遗传学因素是病理性卵巢功能减退的重要原因，常伴有家族遗传倾向，占卵巢储备功能减退发病的 20%~25%。尤其是性染色体异常的家族遗传，如脆性 X［染色体］综合征家族史基因突变。研究发现，基因多态性、基因突变、表观遗传因素和染色体易位均可能参与病理性卵巢功能减退的发生发展。

3. 免疫因素

研究数据表明，有 4%~30%的卵巢功能减退病例与自身免疫紊乱相关。一部分自身免疫性疾病，如自身免疫性甲状腺炎、1 型糖尿病、干燥综合征、类风湿性关节炎、系统性红斑狼疮等，均会影响卵巢功能。其中，甲状腺功能减退症是与卵巢功能减退相关最密切的自身免疫性疾病。

4. 医源性和感染性因素

生殖系统手术史、放化疗史，以及细菌和病毒感染等，均可能对卵巢组织产生不同程度的损伤，导致卵泡数量和（或）质量下降，进而引发卵巢功能减退。

5. 环境和社会心理因素

环境污染、毒物接触、电力及电磁辐射、吸烟等，均会损害卵巢功能。现代社会生活节奏加快，压力增加，生育期妇女长期处于紧张焦虑状态，也可能影响卵巢功能，导致卵巢功能减退。所以，我们应尽可能避免导致卵巢功能减退的危险因素。

❤ 女性卵巢功能减退如何早日"好孕" ❤

1. 保持健康的生活方式

（1）健康合理饮食，多吃富含钙、低盐、高蛋白的食物，如

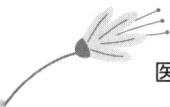

瘦肉、鱼虾、牛奶、豆浆等；多吃时令瓜果蔬菜，如萝卜、西蓝花、苹果、葡萄等；少吃动物脂肪等富含胆固醇的食物，饮食要粗细搭配，营养均衡。具体的量可以参考营养金字塔。

（2）规律作息，避免熬夜，适当锻炼，每天进行有氧运动（游泳、瑜伽、慢跑快走等）至少半小时。控制体重，研究显示，女性体重超重、肥胖或过轻，均与生育力降低有关。

（3）避免吸烟及二手烟，戒酒，远离有害物质、有毒物质及放射线环境。

（4）适当增加社交活动及脑力活动，管理好自己的情绪，保持积极的生活态度。

2. 孕前常规的相关检查

（1）相关的遗传咨询包括对原发性疾病的评估，卵巢功能减退患者应积极配合医生治疗原发病。

（2）根据家族史和遗传学检测结果，评估遗传风险，制订生育计划，保存生育力。

（3）对有早发性卵巢功能不全或者早绝经家族史的女性可借助高通量基因检测技术筛查致病基因；对于家系中携带遗传变异的年轻女性，建议尽早生育，或在政策和相关措施允许的情况下进行生育力保存。

3. 严密监测卵泡，及时发现优势卵泡

对卵巢功能减退初期的患者，尤其是年轻患者，仍有偶发排卵，有自然妊娠的可能性。研究显示，早发性卵巢功能不全被确诊后，仍有5%~10%的患者会自然妊娠，但这种可能性会随着时间的延长而减小。所以，对于有生育需求的卵巢功能减退年轻女性，不要灰心，积极求助医生，尽早发现您的优势卵泡。好好

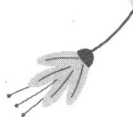

利用每一颗优势卵泡，顺势而为，严密监测它的发育情况，适时同房或助孕，就有可能实现"好孕"。

4. 促排卵及辅助生殖技术助孕

研究发现，促排卵可以改善卵子数量和质量，治疗后的妊娠率显著升高。对于符合试管婴儿技术指征者，积极考虑实施试管婴儿技术助孕也不失为卵巢功能减退女性抓住生育的最后一根稻草。

5. 中医调理

中医治疗具有整体调节、方法多样、治疗个体化的特点，如补肾益肝中药、针灸和耳穴等，对卵巢功能减退患者均有一定疗效，但仍需要大规模临床研究进一步证实其疗效。

6. 其他治疗

体外卵巢激活技术和骨髓干细胞输注、基因治疗、富血小板血浆卵巢注射等，对卵巢功能减退患者具有治疗潜力，可能有助于促进卵巢再生和卵泡发育，但目前循证证据仍不足。

温馨提示

月经紊乱要重视，小心卵巢功能降；

尽早医院找医生，医生帮忙支妙招；

功能降，莫要慌，早诊断，早调理；

B超帮忙识优卵，祝您早日"好孕"来！

小蝌蚪不活跃，"择优录取"——人工授精来帮忙

在受孕的过程中，"小蝌蚪"们要经历一场智慧与体能的较量，最终的胜利需要一支精良队伍的相互协作。"小蝌蚪"参差不齐的爸爸们，请不要慌张，人工授精技术可帮您组建一支精良的队伍，祝您顺利完成"爸业"。

♥ 揭开人工授精技术的神秘面纱 ♥

人工授精是将男方精子排出体外，经过处理后再送入女方生殖道，以达到受孕目的的一种方法。通俗点来说，就是通过"择优录取"技术来筛选出优良的"小蝌蚪"，通过人工输注的方式将"小蝌蚪"送至宫腔内，相当于在比赛中走了捷径到达终点。

♥ 人工授精技术的适应证 ♥

人工授精技术最主要的适应证是"小蝌蚪"不给力，比如轻度或中度的少精子症、弱精子症，非严重的畸形精子症。也就是说"小蝌蚪"的数量少，游得慢，外形还不够帅气。人工授精是在排出体外的精子中募集前向运动的精子，也就是跑得快的"小蝌蚪"，由这些"精兵强将"组成一支精良的队伍，等待执行下

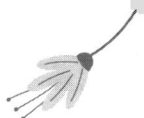

一步任务。

除了"小蝌蚪"不给力的情况适合做人工授精，还有一些不孕夫妇也适合人工授精助孕。

1. 精液液化异常

"小蝌蚪"排出体外后，一般会在 30 分钟之内液化，液化以后的精液变得稀薄，有利于"小蝌蚪"充分地运动。如果精液不液化，就会变得太黏稠，"小蝌蚪"被束缚其中，难以勇往直前。人工授精会对排出的精液进行洗涤，洗过澡的"小蝌蚪"就可以摆脱束缚，飞速向前。

2. 宫颈黏液过于黏稠

生理情况下，"小蝌蚪"要穿过厚重的宫颈黏液，通过宫腔经过输卵管才能与"卵妹妹"相见。如果由于宫颈黏液太黏稠，"小蝌蚪"就像被困在胶水中，难以脱身去奔向"卵妹妹"。人工授精操作，是使用专用的人工授精管，将筛选出的"精兵强将"直接送至宫腔，这样就可以避免宫颈黏液的阻碍。

3. 勃起功能障碍

很多男性朋友在妻子排卵的关键时期心理负担太重，导致"小丁丁"不争气，不论怎么努力都不听指挥，不能够正常同房。所以这种情况也可以通过人工授精技术来帮忙。

4. 免疫功能紊乱

过激的免疫反应会阻止"小蝌蚪"和"卵妹妹"结合，这种情况也可以通过人工授精技术洗涤"小蝌蚪"，洗涤后的"小蝌蚪"可以改善免疫排斥现象，增加受孕概率。

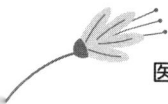

❤ 人工授精的具体流程 ❤

人工授精有四个重要环节，即夫妻双方健康检查、监测卵泡发育、人工授精操作和黄体支持。

医生会先对夫妻双方的健康状况和生育能力进行评估，如果都通过审核，需要准备好双方的结婚证和身份证原件，建立人工授精档案，签署相关的知情同意书。在月经来的第3~5天开始去医院监测卵泡发育情况。在排卵期进行人工授精的操作。做完人工授精后，用孕酮类药物维持适合胚胎种植的子宫环境，为孕育宝宝保驾护航。做完人工授精的第2周验孕，看是否妊娠。如果妊娠，在人工授精的第5周进行超声检查，了解胚胎着床的位置和发育情况。

❤ 人工授精的必要条件有哪些 ❤

人工授精的前提是要保证至少有一侧的输卵管通畅，只有道路通畅，"小蝌蚪"和"卵妹妹"才有见面的机会。可以通过输卵管造影或者腹腔镜检查来了解输卵管的通畅情况。

❤ 人工授精的禁忌证 ❤

夫妻一方近期接触大剂量的放射线、有毒物质或服用有直接作用的药品、毒品等；夫妻一方患有生殖泌尿系统的急性感染或性传播疾病；女方患有不宜妊娠的严重疾病或精神疾病。以上情况均不利于宝宝和妈妈的健康，所以在做人工授精前，要避免上述情况。

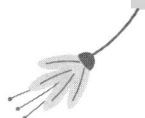

❤ 人工授精术后的注意事项 ❤

做完人工授精后，如果发生以下情况，千万不要恐慌：人工授精操作过程中牵拉宫颈可能导致轻微的腹痛，可自行缓解；受精过程中钳夹宫颈或授精管刺激宫颈和子宫内膜，可能导致少量的阴道出血，一般不需要特殊处理，也不会影响受孕。

备孕期间要合理饮食，放松心情，切忌过度补充营养，要听从医生的指导，按医嘱用药。最后，也是重中之重，要控制体重，过度肥胖不仅会降低受孕概率，还会增加怀孕后的诸多风险。

二代试管婴儿——帮助精子和卵子结合的技术

说到二代试管婴儿技术，门诊上经常会有患者问："二代是不是比一代好啊？为什么不给我直接安排二代，我不怕花钱！"实际上试管婴儿的一代、二代、三代技术，可不像手机或者其他电器的更新换代，并非一代更比一代强。试管婴儿技术的一代、二代、三代是指不同类型的助孕技术，面向的是有不同治疗需求的患者，在临床上，我们会根据不同的病情需求决定采用哪种助孕技术。

❤ 何为二代试管婴儿 ❤

人体内正常的受精过程是卵子从卵巢排出后被输卵管伞端捡拾，精子进入阴道后上游进入宫腔到输卵管，与卵子结合，形成受精卵，再发育成胚胎，最后植入宫腔发育成小宝宝。

一代试管婴儿技术是把精子和卵子一起放入培养皿，让卵子和精子自由结合，由卵子自己挑选精子受精，这种受精方式被称为常规体外受精。二代试管婴儿技术，则是由实验室的胚胎师选择一个活力好的精子，用针注射进卵子的胞浆内，所以这种技术又称为卵胞质内单精子注射技术，卵子和精子是被动接受对

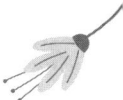

方。所以，我们常常把一代受精方式称为精子和卵子的"自由恋爱"，而把二代受精方式称为"父母包办婚姻"。但是，不管是自由结合还是父母包办，精子进入卵子胞浆后，形成受精卵并且继续分裂发育成一枚胚胎才是能够顺利入住子宫，成长为一名可爱宝宝的必经之路。所以，二代试管是一种帮助精卵结合的技术，原本能自由结合的卵子和精子并不需要我们实施这项技术帮它们结合。

♥ 二代试管婴儿技术什么情况下才会用 ♥

常规的一代试管婴儿是有条件的：首先，每个卵子都需要5万~6万条有活力的精子，精子数不够会影响受精；其次，精子的顶体功能必须正常，能够产生顶体反应并进入卵子；最后，卵子的透明带功能要能够控制精子的进入。因此，达不到这些条件的时候，就需要二代试管婴儿技术，比如严重的少弱精子症、精子数目少、精子游不动、精子头部形状异常等情况；有些患者患糖尿病，精液中没有精子，精子倒流进膀胱，取精的时候需要从碱化的尿液中寻找精子；还有些患者精液中没有精子，要进行睾丸穿刺或者显微镜下手术寻找精子，这些精子都不能达到常规受精的要求，需要进行二代试管婴儿。

还有一些特殊情况，比如有些患者虽然精液检查正常，但常规受精时精子和卵子不能正常结合。对于这些患者，在下一个周期可能需要采用二代试管婴儿技术。此外，在进行三代试管助孕时，胚胎移植前需要进行遗传学检查，为了避免精子来源的污染，也会选择二代进行受精。

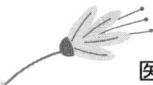

❤ 二代试管婴儿技术的成功率和安全性如何 ❤

从 1992 年开始，二代试管婴儿技术开始应用于临床治疗严重的男性不育，1995 年之后，这项技术也开始用于常规受精失败的夫妇。二代试管婴儿技术的成功率，也就是能够成功出生小宝宝的机会，在年轻<30 岁的女性中约为 60%。随着年龄的增加，成功率会逐渐下降；对于 43 岁以上的女性，助孕成功率仅有 10%左右，所以怀孕还是要趁早！已有的数据证明，二代试管婴儿技术治疗男性不育时，并不增加宝宝罹患疾病的风险，所以不孕不育夫妇可以放心。

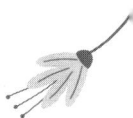

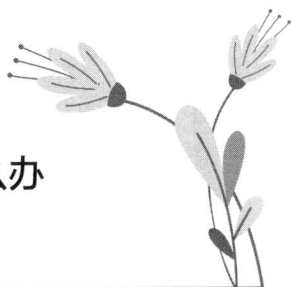

要怀孕，莫名其妙乳房溢乳怎么办

♥ 乳房溢乳的原因是什么 ♥

女性乳房溢乳的原因常常是因为高催乳素血症，催乳素是脑垂体前叶催乳激素细胞所分泌的一种蛋白质类激素，可促进乳房发育，分泌乳汁。同时，还可以调节女性生殖内分泌轴（下丘脑-垂体-卵巢轴）的功能，参与应激反应，例如，在情绪激动或跑步运动的状态下催乳素水平会升高，同时它还有免疫调节的作用。

高催乳素血症有三种情况。

1. 生理状况

最常见于产后哺乳期，这是由于婴儿吸吮乳头刺激了催乳素的分泌。

2. 异常情况

（1）由抗抑郁、抗高血压和激素类药物导致的药物性高催乳素血症。

（2）由脑部肿瘤或者甲状腺功能减退引起的高催乳素血症。

3. 不明原因

找不到任何原因的特发性高催乳素血症。

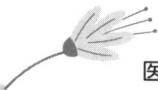

💜 什么是高催乳素血症 💜

当各种原因引起外周血催乳素水平持续增高，血清值>30ng/mL时，就称为高催乳素血症。

💜 高催乳素血症对女性健康有哪些危害 💜

可表现为月经失调、不孕、流产及垂体肿瘤的压迫症状，如头痛、双眼视物模糊等。

💜 高催乳素血症对怀孕有哪些影响 💜

催乳素水平增高，会抑制女性生殖内分泌轴，导致卵泡不发育，进而发生排卵障碍性不孕。如果发育不好的卵泡排出，一旦怀孕，可能发生黄体功能不全，导致流产。

💜 患有高催乳素血症的女性如何顺利怀孕 💜

治疗高催乳素血症的常用药物是溴隐亭，它是一种多巴胺受体的激动剂，是治疗高催乳素血症最有效、最安全的药物。药物不良反应有恶心、呕吐、头痛和头晕等，多数人在短时间内这些不良反应可消失。为减少这种不良反应发生，可以在餐时服药，遵照医生的要求，逐渐加量，缓慢减量至最小有效剂量维持，不能随便停药。

约90％高催乳素血症女性常在溴隐亭治疗4个月内能够恢复排卵。如果在服用溴隐亭期间怀孕，通常是安全的，不需要因此而进行流产，可考虑停药。

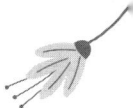

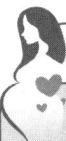

温馨提示

如果出现乳房泌乳，一定要看专科医生，以排除高催乳素血症的可能性。

高催乳素血症会影响女性排卵，增加不孕和流产的风险。

溴隐亭治疗有效，可以帮助恢复排卵，从而提高怀孕的概率。

试管双胎没你想得那么美

门诊经常能听到患者说："试管助孕可以生双胞胎，我要怀双胞胎，省事儿！"还有一些患者说："我好朋友做试管生了龙凤胎，好羡慕，我也想生龙凤胎。"双胎真的是大家想象中的那么美好吗？

❤ 为什么试管助孕容易怀双胎 ❤

试管婴儿是一项助孕技术，操作步骤为将女方的卵子和男方的精子分别取出，于体外进行结合受精，形成胚胎后再移植回女方的子宫内。这项技术解决了许多不孕不育夫妇的生育问题。因为试管婴儿要进行促排卵，可获得比较多的卵子，形成多个胚胎。在有些情况下，为了增加怀孕的概率，医生会移植 2 个胚胎，这样怀孕的概率可能会提高，但同时双胎的发生率也会增加。但实际上，医生也不希望大家双胎妊娠。试管婴儿助孕的目标是健康的单胎活产，双胎妊娠在孕期和围产期的母婴风险比单胎妊娠高。

❤ 试管双胎问题多 ❤

怀双胎的妈妈在孕期可能会出现以下八个方面的问题。

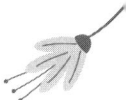

第一，自然流产和早产发生率高。双胎的自然流产率高于单胎，在怀孕 14 周前，双胎的自然流产率为 20%，是单胎妊娠的 2~3 倍。怀双胎时子宫会过度伸展，常常发生早产，早产宝宝没有发育好，适应能力弱，出生后患病率高，甚至会导致新生儿死亡。

第二，双胎孕妇贫血的发生率是单胎的 2~3 倍。这是由于双胎妊娠对营养物质的需求更多，铁和叶酸的需求量更大，但储备不足导致的。

第三，妊娠高血压疾病发病率高，孕妇会出现血压升高、蛋白尿、双下肢水肿等症状，严重时孕妇会有生命危险。

第四，妊娠期肝内胆汁淤积症在双胎妊娠时的发生率是单胎的 2 倍，表现为怀孕时一部分妇女出现皮肤瘙痒和发黄，严重时可出现胎儿早产、缺氧甚至死亡。

第五，羊水过多，单卵双胎常在怀孕中期发生急性羊水过多，这与双胎输血综合征及胎儿畸形有关。

第六，胎盘早剥，胎盘早剥与妊高征的发生有关，是由于分娩时，第一个胎儿出生后，宫腔体积突然缩小造成的。严重时有生命危险，胎儿也会受到影响。

第七，胎膜早破，胎膜早破是指在临产前胎膜发生破裂，双胎宫腔内压力较单胎大，所以容易发生。这对孕妇、胎儿和新生儿会造成严重影响。

第八，双胎孕妇在生产的时候也会出现子宫收缩无力及产后大出血。由于怀双胎，子宫过度膨胀，子宫肌纤维过度伸展，失去了正常的收缩力，容易引起子宫收缩不良，而且双胎胎盘附着面积增大，容易出现产后大出血。

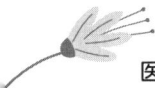

双胞胎的胎儿也会面临很多问题，第一个是双胎输血综合征——两败俱伤的双胞胎。简单讲，是血液从一个胎儿传递到另一个胎儿。B超检查的时候可以发现两个胎儿的发育差距非常大。其中一个胎儿为供血儿，血液不断减少，可以出现羊水过少、少尿、贫血、宫内生长受限；另一个胎儿为受血儿，血液不断增多，可以出现羊水过多、多尿、水肿、心衰等表现。最危险的情况是，一个胎儿变成了"纸片人"，另一个胎儿变成了"水肿儿"，两个宝宝都出现安全问题。第二个是胎儿生长发育异常，双胎的胎儿容易出现生长发育不达标，发生率为12%~34%。第三个是胎儿畸形，单卵双胎胎儿畸形的发生率增加，严重的胎儿畸形需要引产。

最后，双胞胎妈妈会面临一些家庭和社会问题。双胎进行产前检查、生产及早产儿的治疗费用高，增加家庭的负担。妈妈同时喂养两个宝宝，花费的时间增多，而且照料强度大。宝宝妈妈会出现焦虑、抑郁。如果是一些有后遗症的儿童，更需要家庭长期照料，家庭负担重，同时会对社会造成负担。

所以，表面上令人羡慕的双胞胎妈妈，其实是有苦难言！

♥ 试管助孕还是单胎好 ♥

切记，试管助孕的目的不是生双胎！试管助孕还是单胎好！试管助孕也要讲科学，怀一个健康又安全的宝宝才是最好的。祝愿所有的试管准妈妈都能够顺利怀孕，顺利生产！

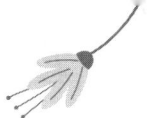

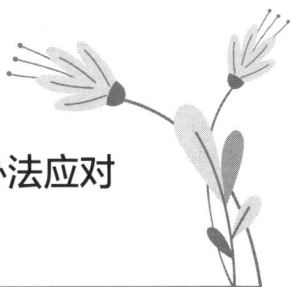

宫内和宫外"双中彩"有什么办法应对

💜 宫内和宫外"双中彩"究竟是什么意思 💜

宫内和宫外"双中彩"是指宫内、宫外复合妊娠，进一步说，是指在妊娠过程中子宫内外均有孕囊。

自然妊娠时，宫内外复合妊娠的发生率较低。近年来，随着促排卵和辅助生殖技术的广泛开展，其发生率显著上升至 1/30000。复合妊娠的发生部位多见于输卵管，此外还有子宫角部、宫颈、剖宫产瘢痕部位、残角子宫、卵巢及腹腔。

💜 如何发现宫内外复合妊娠 💜

目前，早期发现主要靠阴道超声检查。因为在早期有时并无明显腹痛及阴道出血等典型症状，且存在宫内外胚胎发育不同步现象，故极易漏诊和误诊。怀孕了，尤其是阴道出血的情况下，可以进行阴道超声检查，患者一定要配合。

💜 宫内外复合妊娠的常规治疗方式是什么 💜

对于胚胎移植术后的患者来说，宫内胚胎更显珍贵，如何在

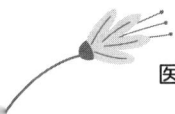

保住宫内胚胎的前提下进行诊断、治疗异位妊娠愈加成为目前临床上的难题。早期诊断是预防宫内外复合妊娠不良后果的关键。宫外妊娠一旦发生破裂，可致腹腔大出血，危及母体乃至宫内胎儿的生命。做到早发现、早诊断、早治疗、早护理，可减少孕妇大出血的概率，同时增加子宫内胎儿存活的机会。复合妊娠越早处理，宫内妊娠预后越好。据文献报道，35%~54%的患者其宫内妊娠可达足月。因此，复合妊娠一旦确诊，无论有无破裂，均应立即手术，不提倡期待疗法。

目前，处理宫内外复合妊娠的主流手术主要采取两种方式，即腹腔镜手术和开腹手术。

1. 腹腔镜手术

腹腔镜能有效诊断和治疗异位妊娠，术后宫内胎儿活产率可达65%。在进行腹腔镜手术时应注意动作轻柔、利落，减少对子宫的激惹，以保证术后宫内胚胎继续发育。

优点：手术时间短，创口小，术后恢复快，对子宫机械刺激小；

缺点：对于大出血患者无法有效止血。

2. 剖腹手术

剖腹手术主要用于腹腔内大出血，血压、脉搏等不稳定的患者，但易对子宫造成牵拉和挤压，从而造成流产。

两种手术方式各有优缺点，一般来说，腹腔镜手术是宫内外复合妊娠的主要治疗方式。

总之，随着促排卵治疗不孕和辅助生殖技术的广泛开展，宫内外复合妊娠发生率显著上升，治疗的选择要根据患者的意愿、妊娠部位和情况、医生经验及医疗资源进行个体化治疗，

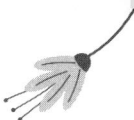

且要定期检查，及时防治产前及产后大出血、子宫破裂等严重并发症。减少胚胎移植的数量，尽量选择单胚胎移植以预防其发生才是上上策。

夫妻俩都正常，为什么怀不上呢——揭开不明原因不孕的神秘面纱

♥ 夫妻俩都正常就是怀不上，是不是不孕症 ♥

诊断不孕症时需要注意以下几个关键点：

第一，规律指的是每周 2~3 次性生活。

第二，正常指的是男方阴茎勃起正常，能插入并射精到女性阴道内。

第三，满 12 个月指的是要充分试孕满 1 年。

此外，在术语上存在区别，男性的情况称为不育症，而女性的情况则称为不孕症。

♥ 不孕症的原因有哪些 ♥

随着全球男性生殖力的逐年下降，现在不孕症的原因，男女各占 50% 左右。男方不育多数是精液异常，比如少、弱、畸形精子症；女方最常见的原因是排卵障碍和盆腔因素。男女双方都有异常占 20%~30%。不孕症的发病率因国家、地区和种族不同而有所差异，我国为 18% 左右。

如果一对夫妻进行了检查，女方排卵正常、双侧输卵管通畅，

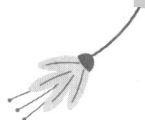

男方精液正常，却没找到明确的不孕原因，这种情况称为不明原因不孕症，占不孕症人群的 10%~20%。它指的是一种生育力低下的状态，男女双方的因素都不能排除，比如免疫因素、隐性的输卵管因素、未能诊断的子宫内膜异位症、潜在的卵子异常、精卵结合障碍、胚胎着床失败和遗传因素等，目前现有的医疗技术尚不能查出确切的原因。

♥ 该怎么做才能实现"好孕" ♥

主要有以下六点：

第一，夫妻双方查染色体。

第二，女方做宫腹腔镜检查，排除盆腔因素，并能及早诊断子宫内膜异位症。

第三，进行免疫指标的检查。

第四，进行结核感染方面的检查，做结核菌素试验，也称为 PPD 试验。

第五，采用辅助生殖技术，比如人工授精、试管婴儿等。

第六，保持健康的生活方式。合理饮食，适当运动，戒烟戒酒，规律作息，保持轻松平和的心态等。另外，肥胖者需要减重。

总之，不明原因的不孕症可能只是暂时的生育障碍，只要规范检查，精准诊治，就能实现"好孕"。

一只畸形"小蝌蚪"的自述

畸形精子症是男性不育症最常见的病因之一，这里重点了解什么是畸形精子，又有什么危害，如何治疗。

♥ 正常精子是什么样的 ♥

精子主要由头部和尾部组成。只有头部和尾部都正常的精子才被认为是正常的精子，正常形态的精子应该是：头部光滑，轮廓规则，比例适中，顶体区清晰；中段细长规则；主段比中段细和均匀，尾巴弯曲，但是不会有锐利的折角。

虽然单个精子只有 60μm，但是每部分都很重要。头部是一个高度浓缩的细胞核，里面是染色体，染色体上携带着遗传基因。头顶部还有一个像钻头一样的顶体。这个顶体能帮助精子钻入卵子内。当精子遇上卵子，像钻头一样的顶体就会释放出顶体酶，帮助精子进入卵子内完成受精。精子的颈部主要是线粒体，负责提供能量。精子的尾巴是个推进器，它可以推动正常的精子爬行 5cm。

♥ 什么是畸形精子症 ♥

畸形精子症是指正常形态的精子＜4％，男性一次射精大约

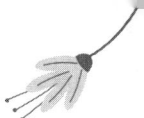

有上亿个精子，但是能到达卵细胞附近的大约仅剩 100 个，最终与卵细胞完成受精的只有 1 个。精子身长只有 60μm，而女性的生殖道长达 80000μm。畸形精子很脆弱，有的在第一关就被阴道的酸性环境破坏，有的不能突破宫颈的黏液栓，还有的在输卵管中跑错了方向，因此无法完成受精过程。

💜 导致畸形精子的原因有哪些 💜

精索静脉曲张、生殖道感染、环境污染、遗传因素及其他因素都可以导致精子畸形。精索静脉曲张是男性生殖系统最常见的原因之一，和精子的畸形密切相关。曲张的静脉回流障碍导致阴囊局部温度升高，发生炎症反应，缺氧和毒素可导致男性不育。环境污染导致精子畸形也不容忽视，环境中的有机物、重金属，工业的废水、废气、杀虫剂，还有食品添加剂等代谢产物，致使精子形成和成熟受损，最终导致不育。准爸爸要是感染了衣原体、支原体、链球菌、大肠埃希菌、艾滋病毒和梅毒等，一定要尽早看医生。这些微生物可以导致男性泌尿生殖道发生炎症或者炎症反应，增加活性氧生成，最终导致精子活力下降，畸形精子形成。

另外，还有一些圆头、大头、无头、鞭毛多发和形态异常的精子，和遗传因素密切相关，男性染色体上某些基因片段的变异是导致精子畸形的主要原因。

💜 哪些坏习惯会导致精子畸形 💜

吸烟、酗酒、熬夜、穿紧身裤，这些都和精子畸形密切相关。另外，长期吸烟会导致精子活力和形态异常，吸烟量、吸烟

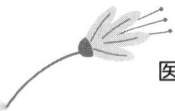

时间和精子畸形率成正比。吸烟不仅导致精子畸形，而且会导致精子质量下降，降低辅助生殖助孕的成功率，并且，吸烟对下一代精子的质量也会产生影响；酗酒会导致染色体的变异；熬夜会导致免疫力下降，致使精子质量下降，畸形率升高。另外，男性的睾丸为什么挂在体外？那是因为精子喜欢 20~30℃的生存环境，但是如果准爸爸长期泡温泉、蒸桑拿，穿紧身内裤，就会损害精子生长发育，导致畸形率升高。

❤ 如何培养健康的精子 ❤

主要应做到以下几点：

第一，脱离不良的生活环境，保持健康的生活方式。

第二，保证每天 7~8 小时的睡眠，晚上 10：30 前睡觉。

第三，每周至少进行 5 天中等强度的体力活动。

第四，多吃富含锌、硒和叶酸的食物。

第五，寻求医生的帮助，医生会针对不同病因采取不同的治疗方法，如药物治疗、手术治疗，进行染色体检查，或选择辅助生殖技术。

畸形精子症是导致男性不育的主要原因之一，精索静脉曲张、感染、环境污染、遗传及其他因素都可以导致精子畸形。脱离不良的生活环境，进行体育锻炼，合理膳食，保持健康的生活方式，尽早寻求医生的帮助，是成功治疗的关键。

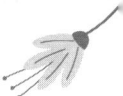

取卵并不神秘——不孕不再是烦恼

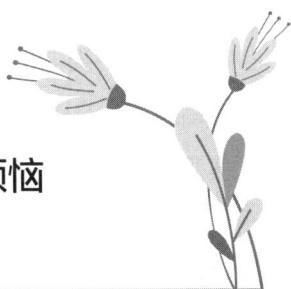

💜 试管婴儿：爱的传递 💜

试管婴儿是采用人工受孕的方法，让卵细胞和精子在体外受精，并进行早期胚胎发育，然后将胚胎移植到母体子宫内继续发育而诞生的婴儿。

取卵手术是试管婴儿治疗中很重要的一个环节，可以通过全麻或局麻进行。卵巢经过促排卵后，卵巢内会有几个到几十个卵泡。医生术中将超声探头伸进阴道，固定好穿刺架，取卵针通过穿刺架进入卵巢，刺破卵泡，抽取卵泡液和卵子。取出卵子后，在体外与精子进行受精，只有取到足够的优质的卵子，才能配成优质的受精卵，因而可见取卵的重要性。

💜 患者手术前做必要的准备 💜

1. 注射用重组人绒促性素（艾泽）

注射艾泽后 36~38 小时取卵。艾泽就是我们俗称的"夜针"，临床上最为常用。"夜针"会在术前定取卵日遵医嘱注射，我们会和患者强调"夜针"非常重要，这针是促进卵泡成熟的，只有按照规定时间注射，才能按时取卵。

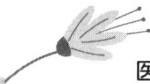

2. 患者注意事项

取卵日需要空腹，丈夫应陪同前往生殖中心。一定要带好双方结婚证和身份证原件。取卵手术时间是相对固定的，患者需要先抽血、做超声，然后准时进入手术室。夫妻双方来到护士站，医务人员核对双方证件，夫妇双方需要签字确认。患者手术前请排空膀胱，不要化妆、不佩戴首饰、不喷香水。手术时长10~30分钟。为减轻患者痛苦，术中可采用局麻或全麻等无痛取卵方式。

3. 患者配偶提取精液

取卵当天，患者配偶按要求排空膀胱，清洁双手，携带本人身份证原件进入取精室。将提取好的精液及身份证交予医生，待医生核实后回候诊区等待。

❤ 取卵后的一些注意事项 ❤

一方面，术后会有轻微的腹痛、腰痛、腹胀等，有的患者可能会有少量的阴道血性分泌物，这是正常现象。若腹痛逐渐加重或阴道出血较多，请及时通知医护人员。若无特殊异常情况，患者即可进食，双方去等候区候诊，待医生接诊后方可离院。

另一方面，取卵后应避免剧烈运动，可以适当活动。要保持外阴清洁，可淋浴、禁盆浴、禁房事，多食用含高蛋白及维生素丰富的食物。

❤ 心理支持 ❤

心理支持是非常重要的，不孕症夫妇内心都是很脆弱的，术中及术后都会紧张焦虑。我们在手术室会鼓励安慰患者，比如对

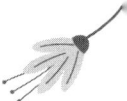

患者说"您真的很坚强，我们取卵也很顺利"。术后也会给予患者爱的鼓励，让患者相信自己一定能成功。出手术室后，先生一定要给爱人一个温暖的抱抱，为了你们"爱的结晶"，她会觉得做这一切都是值得的！我们要把做试管的过程作为一个自然的生命过程来看待，不要把它当成负担，回家后保持愉悦的心情，试管就成功了一半。祝所有的不孕症患者在试管之路上好梦成真！

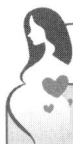

温馨提示

取卵日务必带好双方结婚证和身份证原件。

离院回家后若出现明显腹痛腹胀、恶心、排尿困难、憋气、不能平卧、阴道大量出血、不明原因发热等情况，请及时到急诊就诊。

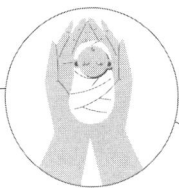

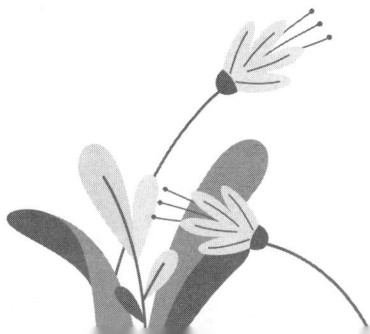

备孕咨询指导

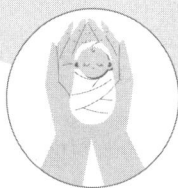

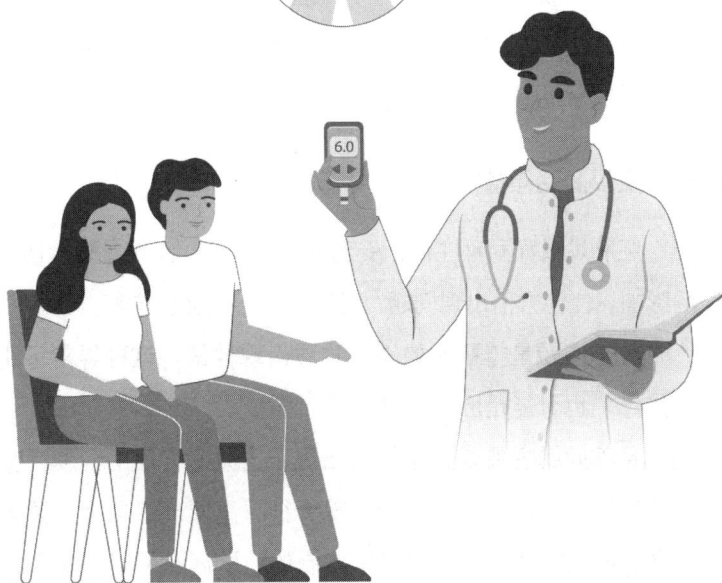

反复胚胎停育能预防吗

近年来，胚胎停育的现象越来越多，甚至有人经历反复胚胎停育，这让很多备孕的姐妹感到特别焦虑，不禁联想自己会不会也遭遇胚胎停育，以及在备孕过程中又该如何预防这种情况的发生呢？

♥ 什么是反复胚胎停育 ♥

简单来说，在怀孕过程中胚胎停止发育，我们就称之为胚胎停育。如果出现两次及两次以上的胚胎停育，则称为反复胚胎停育。反复胚胎停育的发生率约为 5%。

♥ 反复胚胎停育的原因 ♥

胚胎发育如同种庄稼，受到种子、营养、土壤、环境四个方面的影响。任何方面出现问题，都有可能导致胚胎停育。

种子问题是指胚胎的遗传物质出现异常，这种异常可能遗传自父母，也可能是胚胎自身发生了突变。

营养问题主要是指孕妈妈出现了内分泌方面的问题，临床上比较常见的疾病包括多囊卵巢综合征、高催乳素血症、黄体功能不全、卵巢功能低下，或者未控制的糖尿病、甲状腺疾病等。

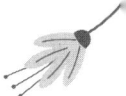

　　土壤问题指的是子宫因素。胚胎在宫腔里逐渐发育成长，如果子宫出现问题，比如常见的宫腔粘连、黏膜下子宫肌瘤或者子宫纵隔等，这些因素都会阻碍胚胎的发育，导致胚胎停育。

　　环境问题包括母体的免疫因素、凝血异常、感染及所处环境等因素。如果免疫系统出现问题，机体会把胚胎当成侵入身体的敌人进行攻击，把胚胎排斥掉。凝血功能异常是指胎盘血管内出现微小血栓，影响胎儿血供，进而影响胚胎发育。感染因素也会影响胚胎发育，常见的有 TORCH 感染，也就是我们常说的弓形虫、风疹病毒、巨细胞病毒及单纯疱疹病毒引起的感染。如果孕期出现以上病毒导致的宫内感染，可能致使胎儿神经系统及其他系统发育异常。另外，如果生活的环境中接触到有毒有害的化学物质、放射线等，或者有不良的生活方式，如吸烟、酗酒、熬夜等，都会对胚胎发育造成一定的影响。

❤ 反复胚胎停育的预防 ❤

　　虽然目前的诊疗水平还不能做到完全预防胚胎停育，但是如果做到以下几点，就能预防大部分此类现象的发生。

　　1. 适龄婚育

　　建议尽量在 30 岁之前完成生育，最晚不要超过 35 岁。因为随着年龄的增加，胚胎异常的概率会越来越高。

　　2. 重视孕前体检

　　主要包括全身健康体检、遗传病、传染病及生殖系统检查等。这些检查主要是为了筛查出备孕女性是否患有严重慢性疾病，不能耐受妊娠和分娩的过程；是否存在影响怀孕的不利因素；是否存在导致子代发生遗传病、传染病等疾病的可能，从而

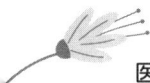

确保胚胎的顺利发育。

3. 保持健康的生活方式

主要包括保持良好的心态、规律的生活作息，避免熬夜，饮食健康，避免进食垃圾食品；注意调整生活方式，维持合适的体重，避免过胖或者过瘦；另外，还要避免接触生活中的有毒有害物质等。

4. 注意保护子宫内膜

如果没有怀孕计划，一定要做好避孕措施。万一意外怀孕，也不要轻易流产，因为每一次流产都会对子宫内膜造成或轻或重的损伤。如果一定要流产的话，务必前往正规医院就诊，找有经验的医生进行手术，尽量降低对子宫内膜的损伤。

5. 积极寻找原因

如果出现胚胎停育的情况，不必过度惊慌，应前往正规医院就诊，积极寻找胚胎停育的原因，提高下次保胎成功的概率。

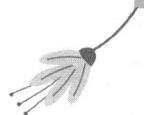

宫口松，无法保住胎儿——宫颈功能不全

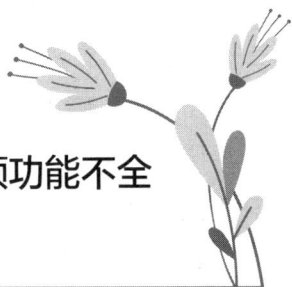

云姑娘去年怀孕 27 周的时候，突然羊水破裂，未能保住孩子。现在准备再次怀孕，特地来问我："医生，我这种情况要怎么办呢？"我告诉她："你这种情况是因为宫口松弛，无法保住胎儿，也就是临床上所说的宫颈功能不全。"

针对她这样的情况，要想知道怎么办，就得知道宫颈功能不全是怎么一回事，怀孕前要不要进行治疗，以及治疗的主要方式——宫颈环扎术，究竟是怎样的一种手术。

♥ 宫颈功能不全是怎么回事 ♥

宫颈功能不全是因为先天的宫颈发育不良或者后天的宫颈损伤所引起的宫颈功能缺陷。它的临床表现主要是在妊娠中晚期，孕妇没有不舒服的情况下，突然出现破水，或者羊膜囊突出宫颈管口，进而导致流产或早产。

先天性宫颈发育不良可能是由于宫颈的胶原纤维减少或者宫口的纤维组织断裂以致子宫下段类括约肌作用消失，一般多伴随有子宫的畸形，如单角子宫、双角子宫等。而后天的宫颈损伤性功能缺陷大多数是因为机械损伤，如多次的宫腔操作，像人流、诊刮或者其他的宫腔操作，还有阴道分娩时候的宫颈裂伤，急产

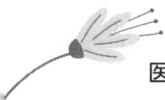

或顺产不行中转剖宫产也可能引发宫颈功能不全；另外，对于有宫颈疾病的女性来说，宫颈环形电切术（LEEP 手术）或者冷刀锥切，切除了宫颈的部分组织也可能引起宫颈功能不全。还有一些其他的因素，比如我们大家都熟知的一个内分泌疾病——多囊卵巢综合征，因为长期缺乏孕激素的作用，宫颈就容易失去弹性。另外，肥胖的女性也容易发生宫颈功能不全。

♥ 如何诊断宫颈功能不全 ♥

那么，宫颈功能不全要怎么才能诊断出来呢？如果以前有过多次的中晚孕自然流产史，而且流产的时候没有任何先兆症状，突然破水或生下活胎。那在非孕期的时候，就应该进行宫颈探查术，若子宫颈能无阻力通过 8 号扩宫棒，就可以诊断为宫颈功能不全；另外，在没有怀孕的时候，还可以进行 B 超检查，若宫颈管宽度超过 6mm，长度小于 25mm，也可以诊断为宫颈功能不全；除此之外，还可以进行子宫输卵管碘油造影。

♥ 怎么治疗宫颈功能不全 ♥

诊断宫颈功能不全后，孕前要进行治疗吗？一般来说是不需要的。但是如果多次孕后宫颈环扎仍然发生流产或早产，或者因为宫颈手术后所剩宫颈过短，不能完成孕后环扎的就可以考虑孕前宫颈环扎术。

宫颈功能不全的治疗分为非手术方法和手术治疗。非手术方法，首先是卧床休息，建议这类患者尽量卧床休息，减少活动，避免重力作用于宫颈。其次可以应用孕激素或宫缩抑制剂，孕激素可以安静子宫，起到缓解宫缩的作用。另外，还可以在

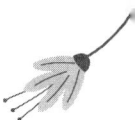

宫颈内放置子宫托，这一操作能起到一定的治疗作用。但这些治疗的价值，目前还有待进一步确定。

手术治疗就是宫颈环扎术。根据手术时期的不同，有孕前宫颈环扎术和孕后宫颈环扎术两种；根据经过的路径不同，有经阴道宫颈环扎术、经腹宫颈环扎术和经腹腔镜宫颈环扎术三种。它们的适应证和优缺点各不相同。经阴道宫颈环扎术，适合于单胎小于 34 周的自发早产者和孕 24 周前宫颈小于 25mm 者，一般在妊娠的 12~16 周实施，可以显著降低早产的发生率、改善新生儿期的发病率和死亡率、降低子宫破裂和母亲败血症的风险，但其不足之处在于可能引起胎膜破裂、绒毛膜羊膜炎及宫颈的裂伤和缝线的移位。经腹宫颈环扎术，多用于经阴道宫颈环扎术无效、宫颈短或宫颈有瘢痕的反复中晚期难免流产和早产的患者，其优点就是环扎位置高，可以防止流产和早产的发生，但其创伤也更大，需环扎和拆线两次进腹且可能出现致命性的出血风险，影响产力和阴道分娩。经腹腔镜宫颈环扎术，在孕前或者中孕期排除胎儿畸形后都可以进行，以 10~12 周为最佳时间，其比经腹手术的创伤小、流产率低，而且缝线可以保留至剖宫产。但如果胎儿停育，无论多少周，可能都需要剖宫取胎。

温馨提示

宫颈口松不得了，胎儿恐将提前出；
孕前孕期多注意，宫颈环扎可考虑。

羊水穿刺有那么可怕吗

前两天，邻居媳妇挺着个肚子来问我："王医生，问您个事。我的 B 超提示胎儿鼻骨发育不好，产检的医生建议做羊水穿刺，可人家都说羊水穿刺痛、会流产还可能穿到宝宝，太可怕了。我到底是要做还是不做呀？"

俗话说："知己知彼，百战不殆。"要想知道羊水穿刺是不是真可怕，就得知道羊水穿刺是怎么做的，哪些情况要做；如果要做的话，医生们如何评估利弊来为孕妈妈保驾护航。

♥ 羊水穿刺到底是怎么做的呢 ♥

顾名思义，羊水穿刺就是穿刺到羊水里，取一点羊水出来。具体的过程是这样的：孕妈妈排空膀胱后，仰卧在操作床上，医生在孕妈妈隆起的肚皮上选好穿刺点，常规消毒、铺巾，局部麻醉后，在 B 超引导下，将细长的穿刺针垂直穿破孕妈妈的肚皮和子宫壁，然后进入羊膜腔从里面抽出大概 20mL 的羊水，再拔出针，盖上无菌纱布，压迫几分钟，贴上胶布固定就可以了！

这个过程很可怕吗？其实，在 B 超的引导下，根本不用担心会穿刺到宝宝，这就像有人牵着蒙着眼的你行走。至于穿刺痛不痛？其实，它与我们平常打针没有什么区别。所以，具体的操

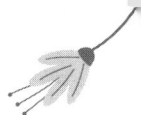

作知道以后应该就不那么可怕了吧！

❤ 哪些情况要做羊水穿刺呢 ❤

　　羊水穿刺主要用于有医学指征的产前诊断，所以不是每一个孕妈都被要求做。该过程可以进行两个主要方面的检查：一是羊水细胞的染色体核型分析，二是羊水的生化测定。羊水中有胎儿的 DNA 片段，这可以协助检查出是不是有染色体，甚至基因方面的问题。所以孕妈妈如果在孕早期做唐氏筛查或者无创 DNA 检查提示高危的话，就最好做羊水穿刺进一步诊断，排除唐氏综合征的可能性。另外，还可以做性别测定，这可以帮助性染色体异常的夫妇生育正常的孩子。

　　随着社会的发展，结婚生育的女性年龄不断延后。高龄孕妇，也就是 35 岁以上的孕妈，胎儿发生染色体变异的可能性大。因此，建议高龄孕妇进行羊水穿刺以排除胎儿染色体的异常可能性。

　　此外，取出的羊水还可以做生化测定，以了解胎儿的成熟度。当预产期不能确定且出现高危情况需要人为终止妊娠时，就可以通过羊水中的生化测定了解胎儿成熟度。羊水检查还可以帮助诊断胎儿是不是有神经管缺陷，如无脑儿或脊柱裂等问题。另外，羊水中的血型物质检查可以帮助预测胎儿的血型，诊断是否有发生母儿血型不合的情况。

❤ 医生到底是如何评估利弊，为孕妈妈们保驾护航的呢 ❤

　　如果决定做的话，第一，医生们会仔细询问既往病史、现在情况来判别需不需要做，能不能做，也就是有没有适应证和禁忌

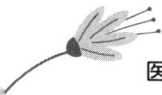

证。第二，会严格计算孕周，一般孕 16~22 周是最适宜做羊水穿刺的。这时候子宫轮廓清楚，羊水量相对较多，既易于抽取，又不易伤到宝宝，而且羊水细胞还容易存活，培养成功率高。第三，B 超检查胎盘位置、羊水情况，以及宝宝发育的情况，并做好术前检查，如血常规、凝血功能、传染性指标和心电图等。第四，就是严格的无菌操作，选好穿刺点。第五，做完要进行观察，通常会给予 3 天的抗生素预防感染和（或）抑制宫缩的治疗。

总之，羊水穿刺是为了筛查胎儿是否有染色体畸形，以减少呆傻儿、缺陷儿的出生，所以有需要的孕妈应在医生的指导下做羊水穿刺检查，这样才可能生出健康可爱的宝宝。

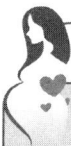

温馨提示

羊水穿刺虽有创，医生为您来护航；
需要就做别迟疑，只为宝宝健又康。

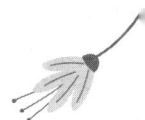

反复胎停，到底是做人流好，还是做药流好

❤ 什么是药流 ❤

药流，即药物流产，是一种帮助终止妊娠的方法，主要是孕妇通过口服药物促进胚胎排出，终止胚胎生长。由于孕妇怀孕后体内有孕激素，药物流产就是通过带有抗孕激素的药物，经过口服药物使体内的孕激素活性下降，使宫颈软化，令子宫肌肉兴奋，帮助子宫收缩，使胚胎可以成功地从子宫排出来。

❤ 药物流产的缺点是什么 ❤

1. 药物流产可能失败

药流虽然简单，但药物流产的成功率在75%~90%，存在很大的个体差异。如果药流失败或流产不完全，需要再次清宫，清宫后依然有发生感染或继发不孕的可能。

2. 药流有一定的不良反应

在用药过程中，个体有差异。有的人可能没有特殊感觉，就完成了药流；也有些人可能会出现胃肠道不适，比如恶心、呕吐、腹痛、腹泻等。

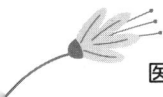

3. 易导致感染、腹痛

一般药流出血时间为 2 周，最长不超过 3 周，如果出血时间长、出血多，应尽早到医院做相关检查排除流产不全。若不及时治疗，容易导致感染、腹痛，引起盆腔炎症、宫腔粘连等妇科疾病。

♥ 什么是人流 ♥

人流，即人工流产，是指通过器械扩张宫颈后，用手术的方法终止计划外妊娠或者病理妊娠，包括负压吸引术和钳刮术。它是目前普遍使用的一种方法。负压吸引术是用一根吸管伸入宫腔，通过强大的吸力把子宫里的胚胎组织吸出来。钳刮术适用于已经无法单纯靠负压将妊娠组织吸出，需要进一步把胎盘、胎儿肢体钳解后分块取出的情况。

♥ 人工流产的缺点是什么 ♥

人工流产的缺点是需要宫腔操作，感染或粘连的机会比药流高。人流在某些特殊情况下可能会发生残留，需要进行第二次手术。

♥ 药流好？还是人流好 ♥

1. 疼痛

人工流产术（人流）跟药物流产（药流）都会发生疼痛，但人流的时候，医生可以用麻醉来镇痛，就是俗称的无痛人流。药流不能打麻醉，每个人吃药后的个体差异，疼痛表现不一样。有的人仅如来月经一般，无疼痛或疼痛轻微；有的人则疼痛较重，甚至不能

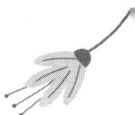

耐受。

2. 不良反应和并发症

药流在服药期间可能出现恶心、呕吐、腹泻、腹痛、过敏等不良反应，如果药流能成功的话，对子宫内膜损伤比较小。而人流由于是手术操作，可能会出现子宫穿孔、人工流产综合征、吸宫不全、漏吸、术中出血等并发症，还可能发生宫颈、宫腔粘连、慢性盆腔炎、月经异常、经量减少、闭经、继发不孕等。另外，由于是手术操作，可能会对子宫内膜造成损伤。

3. 手术费用

药流费用相对便宜一点，人流费用相对贵一点，不过大多数费用均在医疗保险报销范围内。如果要做无痛手术，则需要自费加几百元。

4. 时间

药物流产服药时间长，约10%的女性药流失败后需要清宫，术后出血时间长。人工流产手术时间短，相对出血时间短。

5. 患者自身心理

对手术流产有顾虑或恐惧心理者可以首选药物流产。

6. 流产的高危因素

生殖道畸形（残角子宫例外）、严重骨盆畸形、剖宫产半年以内、多次人流或多次剖宫产史、宫颈发育不良或坚韧者，宫体上有瘢痕者等，相对更适合药物流产。

7. 成功率

药物流产的成功率为75%~90%，人工流产的成功率为95%。药流失败需要清宫，等于遭两次罪，而且又会出现人工流产同样的问题。人工流产也可能因残留二次清宫，但概率极

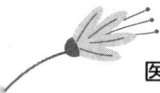

低，目前手术大多都在超声引导下操作。

经过比较，相信大家都对人流和药流有了一定程度的了解，无论药流还是人流，对身体均有一定的伤害，请结合自身实际情况并咨询医生，然后做出正确的选择。

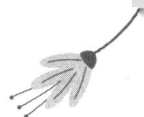

我什么都没做，为什么会流产

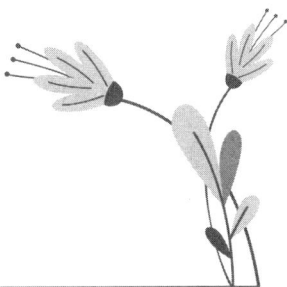

♥ 什么是自然流产 ♥

自然流产是指妊娠 28 周前，胎儿体重不足 1000g，因自然因素（未使用人工方法）而终止妊娠者定义为自然流产，发生在怀孕 12 周之内的自然流产称为早期流产，发生在孕 12 周之后的称为晚期流产。

胚胎着床后有 31% 会发生自然流产，其中 80% 为早期流产。在早期流产中，约 2/3 为隐性流产，即发生在月经期前的流产，也称生化妊娠。

如果出现自然流产，建议将流产的绒毛组织送检，做遗传学方面的检测。对于不明原因的胚胎停育、流产或胎儿发育异常来说，胚胎组织是找寻确切病因的重要依据，所以对胚胎组织流产物的送检很有必要。

胚胎流产送检可以直接进行胚胎（胎儿）染色体检测，找出异常的遗传因素，指导再次生育。通过对胚胎组织进行染色体检查不仅有助于明确流产的原因，也为再次妊娠的风险评估及遗传咨询提供了一定的依据。如果女性出现自然流产两次及两次以上时，就应提高警惕，及时查找原因，以便做好防护工作，减少再次发生流产的概率。

什么是反复自然流产

根据《自然流产诊治中国专家共识（2020 年版）》，连续发生自然流产两次及两次以上，在妊娠 28 周之前的胎儿丢失被定义为反复自然流产，包括连续发生的生化妊娠。

为什么会反复自然流产

1. "种子"的问题——胚胎或胎儿染色体的原因

胚胎或胎儿染色体异常是早期流产最常见的原因，占 50%～60%，中期妊娠流产约占 1/3，晚期妊娠胎儿丢失仅占 5%。染色体异常包括数目异常和结构异常，数目异常以三体最多见，常见的有 13-三体、16-三体、18-三体、21-三体和 22-三体，其次为 X 单体，三倍体及四倍体少见；结构异常引起流产并不常见，主要有染色体的不平衡易位、倒置、缺失和重叠及嵌合体等。

2. "土壤"的原因——母体因素

（1）子宫因素：母体的子宫畸形（子宫发育不良、双子宫、双角子宫、单角子宫、纵隔子宫等）、子宫肌瘤（黏膜下肌瘤及某些肌壁间肌瘤）、子宫腺肌病、宫腔粘连等，均可影响胚胎着床发育而导致流产。

（2）宫颈因素：宫颈重度裂伤、宫颈部分或全部切除术后、宫颈内口松弛等所致的宫颈功能不全，可导致胎膜早破而发生晚期流产。

（3）全身性疾病：孕妇患有全身性疾病，如严重感染、高热

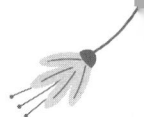

疾病、严重贫血或心力衰竭、血栓性疾病、慢性消耗性疾病、慢性肝肾疾病或高血压等，均可能导致流产。TORCH 感染虽对孕妇影响不大，但可感染胎儿导致流产。

（4）内分泌因素：女性内分泌功能异常（黄体功能不全、高催乳素血症、多囊卵巢综合征等）、甲状腺功能减退、糖尿病血糖控制不良等，均可导致流产。

（5）不良刺激：在妊娠期，无论严重的躯体（手术、直接撞击腹部、性交过频）或心理（过度紧张，焦虑，恐惧，忧伤等精神创伤）的不良刺激均可导致流产。孕妇过量吸烟、酗酒、过量饮用咖啡、吸食毒品等，均可导致流产。

（6）免疫功能异常：母体免疫功能异常，包括自身免疫功能异常和同种免疫功能异常。前者主要为抗磷脂抗体、抗 β_2 糖蛋白抗体、狼疮抗凝血因子阳性的患者，临床上可表现为自然流产甚至复发性流产，也可同时存在有风湿免疫性疾病（系统性红斑狼疮等）；少数为抗核抗体阳性、抗甲状腺抗体阳性的孕妇。

3. 父体因素

父体因素最常见的就是精子的形态异常，比如大头精子、小头精子、双头精子、双尾精子或者其他畸形。精子形态与精子功能息息相关，任何精子形态学上的缺陷，都将导致精子功能下降，影响男性生育能力。研究表明，当精子活率、精子活力、正常精子率显著降低时，发生自然流产的概率也随之增加。造成精子畸形的原因主要有：感染、药物、高温、放射线、吸烟及酒精中毒等。研究证实，精子形态与流产有关，正常形态精子率越低，流产率越高。

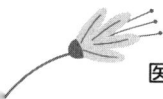

4. 其他因素

孕妇精神紧张、情绪消极抑郁及恐惧、悲伤等应激也可能会增加流产的风险；吸烟、过量饮酒或饮用咖啡、药物滥用等，接触化学物质镉、铅、有机汞等；放射性物质、噪声及高温等物理因素也是导致自然流产的高危因素。

当我们出现或经历过自然流产时，需要做的是找出自然流产的原因并积极治疗，为下一次妊娠打下良好的基础。

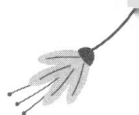

输卵管不通，还能排卵吗

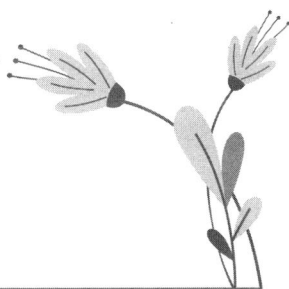

经常有输卵管阻塞的患者问："医生，我的输卵管不通，还能排卵吗？还能怀孕吗？"

♥ 卵巢是什么 ♥

卵巢是一对成对的器官，是女性生殖器最重要的组成部分之一，呈扁卵圆形。它的主要功能是产生和排出卵细胞，分泌性激素，促进女性性征的发育，并且维持女性的性征。一般情况下，左右两边卵巢每个月交替排出一个成熟的卵子，所以卵巢和卵子的关系是卵巢产生和排出卵子。

♥ 输卵管是什么 ♥

输卵管是一对细长弯曲的管道，长 8~14cm。位于子宫底的两侧，自两侧子宫角向外伸展到左右两边的卵巢边上，是捡拾并输送卵细胞的管道，也是卵子与精子结合的场所及运送受精卵的管道。所以，输卵管和卵子的关系是捡拾并输送卵子的管道，以及卵子与精子见面结合的场所。

所以，卵巢产生并排出卵子，输卵管捡拾并输送卵子与精子见面结合。输卵管阻塞的话，就不能捡拾卵子，精子没有见面的对象，就不可能结合受孕，但不会耽误卵巢产生并排出卵子！

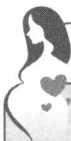

温馨提示。

卵管阻塞排卵不？且听我来与你讲，

卵巢卵管邻里住，各司其职不相误；

卵巢产卵与激素，卵管拾卵见精主；

受精再送宫腔住，十月宝宝见父母。

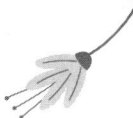

我的"房子"为什么留不住我的宝宝

　　女性的子宫是宝宝人生的第一所"房子"。经常有流产的女性来问我们："医生，我的子宫到底怎么了？我的'房子'为什么留不住我的宝宝？""房子"留不住宝宝，是反复流产的病因之一——解剖因素。

　　大家都知道，正常的子宫有两扇"窗"（输卵管开口）、一扇可以打开和关紧的"门"（宫颈）、光滑平整的"墙皮"（子宫内膜）、宽敞的"房间"（宫腔）及厚薄适中的"墙壁"（子宫壁）。无论是空间异常，还是"墙皮"不平整，又或者"房门"关不紧，都可能出现问题。

　　先来看一下宫腔异常，宫腔异常是指子宫畸形。

　　妈妈给宝宝住的"房子"奇形怪状，空间小，住着不舒服，宝宝怎么待得下去呢？（单角子宫、双角子宫、残角子宫等先天畸形）

　　宝宝的"房子"平白被隔出另一个房间，宝宝怎么受得了，宝宝可能会离家出走！（子宫纵隔、斜隔）

　　妈妈在宝宝的"房子"里支起很多柱子，极大压缩了宝宝住的空间，宝宝不愿住！（宫腔粘连）

　　给宝宝住的"房间"里怎么还有个哥哥呀？算了，妈妈不喜

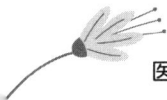

欢宝宝，宝宝还是走吧！（子宫黏膜下肌瘤）

墙皮不平的话，那也是不行的。

墙上这么多疙疙瘩瘩的东西，硌死人，宝宝待不下去！（子宫内膜息肉）

地皮这么薄，宝宝都没法在这里生根发芽！（薄型子宫内膜）

虽然没到时间，但门开了，宝宝溜出去玩玩！（宫颈功能不全）

上面说到的这么多不正常的"房子"，是不是都需要修理呢？

先天的子宫畸形，如双子宫、双角子宫、鞍状子宫及纵隔子宫，一般不需要做常规的矫形术，但如果女性有习惯性流产，在排除其他因素后，还是建议考虑矫形术。

单角子宫一般不需要治疗。

残角子宫怀孕在残角那侧，很容易引起子宫破裂大出血，所以残角子宫残角端妊娠的话，建议人为终止妊娠。

子宫肌瘤是一种继发性的子宫畸形。因为肌瘤所在部位不同、大小不同，对生育的影响就不一样，那处理方法当然不一样。

子宫外皮（浆膜）下的肌瘤对生育的影响不大，可不处理。但是如果肌瘤很大，随着孕周增加，肌瘤也可能增长，就有发生急性扭转的风险，需要急诊手术。所以，如果肌瘤很大，最好通过孕前手术进行剔除。

黏膜下肌瘤（内墙皮下的肌瘤）对生育的影响比较大，建议孕前进行肌瘤剔除术。

肌壁间的肌瘤（内外墙壁之间的肌瘤）对于生育的影响也不

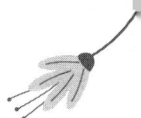

大，但如果超过了 5cm，还是建议手术剔除，因为随着宝宝增大，肌瘤是可能增大的，增大后对宝宝就可能有一定的影响。

子宫腺肌病是另外一种获得性的子宫畸形，与自然流产关系不大。但如果准备做试管婴儿，可能会引起反复移植失败，建议孕前进行治疗。

宫腔粘连明显减小了宫腔的容积，建议在孕前进行粘连分离术。

子宫内膜息肉有多种类型：成熟型的子宫内膜息肉一般是功能性的，会随着我们月经的来潮自然脱落，可以不予处理；而未成熟型的子宫内膜息肉及腺肌瘤样的子宫内膜息肉对于生育有一定的影响，建议孕前进行息肉摘除术。

宫颈功能不全的主要临床危害是孕中晚期发生无痛性的胎膜早破或早产、流产，建议进行宫颈环扎术。宫颈环扎术无论在孕前、孕中都可以进行，至于到底是孕前还是孕期做，最好咨询你的医生。

子宫是妈妈给宝宝的第一间"房子"，每个宝宝都喜欢舒适宽敞、门窗完好的房子，因此，不管是房间空间异常、墙皮不好还是门锁不严，都会让宝宝感觉不舒服，在房间里待不下去。所以，习惯性流产的妈妈们请在孕前仔细检查下您给宝宝准备的"房子"，该修的修，该补的补，那样宝宝才会安心快乐地在里面待满 280 天。

有一种假孕，叫生化妊娠

　　小美是一位年轻漂亮的新婚姑娘，生活开心快乐。为了迎接小生命的到来，她已经准备了好几个月，这个月，她的"大姨妈"迟迟不来，她高兴地用早孕试纸测试后发现怀孕了，这让她非常高兴。正当她为荣升为准妈妈而高兴时，没想到过了两天，"大姨妈"到访了。到医院检查后，医生告诉她是生化妊娠，她一下子蒙了！什么是生化妊娠？为什么会发生这种情况？借着小美的故事，今天我们来聊聊这个问题。

❤ 生化妊娠是怎么回事 ❤

　　生化妊娠是指精子和卵子结合后发育成受精卵，但受精卵并未成功在子宫着床，怀孕状态自然终止的情况。一般是指发生在怀孕 5 周以内，验孕试纸可检测到怀孕或抽血化验检测人绒毛膜促性腺激素为阳性，但 B 超未观察到胎囊及胎芽，之后出现阴道出血，随后像正常月经一样自然干净，提示受精卵在子宫内膜着床瞬间即出现流产。

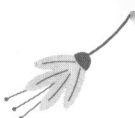

❤ 为什么会得生化妊娠 ❤

1. 胚胎因素（"种子"异常）

受精卵本身存在缺陷，如双方的染色体出现异常，占原因的 50%~60%。

2. 子宫环境因素（"土壤"问题）

子宫发育不良、子宫黏膜下肌瘤、子宫内膜息肉、宫腔粘连、子宫内膜结核等都会影响受精卵的着床。

3. 内分泌和免疫因素（道路曲折）

（1）内分泌异常：女性内分泌功能异常（黄体功能不全、高催乳素血症、多囊卵巢综合征等）、甲状腺功能减退、糖尿病控制不良等。

（2）免疫因素：自身免疫功能异常和同种免疫功能异常。

（3）其他因素：环境因素、精神过度紧张，尤其是因未孕而严重的焦虑、心理压力过大等。

❤ 生化妊娠有哪些危害 ❤

生化妊娠为自然淘汰的过程，一般不会影响下次怀孕。通常不需要任何治疗和处理，也不用坐"小月子"。但如果多次发生生化妊娠，建议检查父母双方的染色体并查找其他相关原因，以便进行针对性治疗。

❤ 如何预防生化妊娠 ❤

为了提高怀孕的成功率并减少生化妊娠的发生，夫妻双方应注意以下几点。

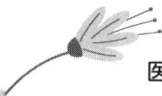

1. 保持健康的生活习惯

积极锻炼身体，戒烟戒酒，保持良好的作息规律。

2. 提高卵子和精子质量

通过合理饮食、补充必要的营养素（叶酸）来优化生殖细胞的质量。

3. 减轻压力

避免过度的精神紧张和焦虑，保持心情愉快。

4. 定期体检

确保双方身体健康，及时发现和处理潜在问题。

备孕时，生化妊娠不可怕！就当它是一次量多的"大姨妈"吧！

不久，小美也如愿怀孕了。

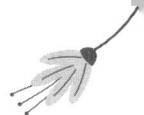

祝你"好孕"，准妈妈成长记

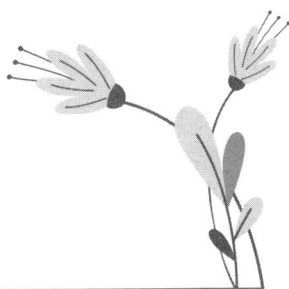

前几天，邻居雯雯找到我说："王医生，我和老公亮亮结婚四五年了，备孕也有一年多，怎么还没'好孕'呢？"那么今天我们就一起来探索"好孕"发生的秘密。

"好孕"的发生，其实就像我们种庄稼一样，要有好的种子，就是女方的"卵妹妹"和男方的"小蝌蚪"要健壮。同时还要有丰厚的土壤，即女性孕育宝宝的"小房子"——子宫和子宫内膜要完全正常。良好庄稼的生长还需要阳光的照耀和雨露的滋润，备孕妈妈要有良好的生殖环境。不难看出，"好孕"发生有以下四个条件：第一，女方要有正常的排卵，也就是说"卵妹妹"要正常；第二，备孕的男性朋友们要有正常的排精，"小蝌蚪"要完全正常；第三，"卵妹妹"和"小蝌蚪"要在输卵管当中完成相亲相爱的受精过程；第四，备孕妈妈孕育宝宝的"小房子"——子宫和子宫内膜要正常。

♥ 备孕的女性朋友如何才能够"好孕"呢 ♥

首先，我们在备孕阶段要合理饮食，均衡营养，适时补充叶酸。体重比较大的胖妹妹们，要及时减轻体重，减轻体重最重要的两点就是管住嘴、迈开腿，管住嘴可以减少热量摄入，迈开

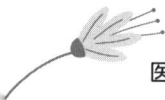

腿通过增加运动，增加热量消耗，进而减轻体重。其次，备孕路上夫妻双方是彼此最好的搭档。夫妻在备孕的路上一定要相亲相爱，相互支撑，心情愉悦是备孕的重要条件。再次，备孕女性朋友要特别关注"大姨妈"是不是按时来，"大姨妈"持续的时间是不是准确，经量有没有异常，来"大姨妈"的时候有没有肚子疼。通常"大姨妈"很准的话，一般提示月经周期正常，有规律的排卵；对于"大姨妈"来得不准的，或者是三五个月不来的，甚至还有一些女性朋友们一年半载"大姨妈"都不来一回的，以及"大姨妈"来得特别频繁的女性朋友们一定要及时到医院就诊，请专业的医生给予相应的检查和治疗。最后，备孕的男性朋友们要进行"小蝌蚪"的检查，看看"小蝌蚪"的密度、活力，精液液化的时间是不是都达到了备孕的要求，如果"卵妹妹"正常，"小蝌蚪"也正常，那么把握好排卵的时间，制造浪漫的气息，规律同房，"好孕"发生的概率就会增加。

♥ 什么是"不孕症" ♥

正常生育期的夫妻在婚后没有采取任何避孕措施的情况下，一年时间内受孕率可达到85％以上。因此，如果一对夫妇有规律的性生活，且未采取避孕措施，超过一年仍未怀孕，则被称为不孕症。然而，对于年龄超过35岁、未避孕超过半年没有怀孕的女性朋友和年龄超过40岁、有生育计划的女性朋友，应及时到医院进行卵巢功能评估和不孕症相关检查。

对于月经不规律或者合并其他疾病的女性朋友们，在有生育计划的时候，建议及时到医院进行生育力评估。专业的医生会通过B超的检查了解卵巢和子宫的基本情况。男性朋友们可以通

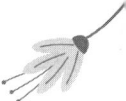

过精液分析来了解"小蝌蚪"的密度、活力，精液液化等情况是否达标。当排卵正常、精液正常时，接下来就会进行输卵管造影的检查，了解输卵管是否通畅。

♥ 被诊断了"不孕症"如何治疗呢 ♥

首先要做的是纠正不良的生活习惯，保持健康的生活方式。备孕的准爸爸准妈妈们要合理膳食，均衡营养，适时补充叶酸，适当运动。有烟酒嗜好的朋友们要戒烟戒酒，同时大家要保持良好的心理状态，放松心态也是备孕非常重要的方面。

当女性朋友们有排卵障碍的时候，要在医生的指导之下进行促排卵和监测排卵的治疗。

通过输卵管造影的检查发现输卵管有异常的时候，要根据患者的年龄、卵巢储备功能、输卵管异常的情况去选择合适的手术或辅助生殖技术（试管婴儿）。

合并妇科疾病的女性朋友，比如合并子宫肌瘤、腺肌症、子宫内膜异位症、子宫内膜息肉等情况，医生会根据情况选择相应的药物、手术治疗。

"小蝌蚪"有问题的男性朋友们，医生会根据"小蝌蚪"异常的严重程度给予相应的药物治疗、手术治疗或采用人工授精、试管婴儿等辅助生殖技术助孕。

我的邻居雯雯和亮亮经过仔细检查，发现雯雯是一个子宫内膜异位症合并双侧输卵管梗阻的不孕症患者。通过对雯雯和亮亮实施辅助生殖技术助孕治疗，他们成功地孕育了宝宝，过上了充满爱的其乐融融的生活。

三代试管助力预防出生缺陷

在今年预防出生缺陷日的义诊人群中，我一下子就认出了红红和东东。两年前，红红和东东曾生育过一个非常可爱的宝宝，但是这个宝宝生下来时头发是白色的，皮肤也特别白，眼珠是蓝色的。不幸的是，宝宝在出生后没有多久就因为吸入性肺炎而夭折了。大家猜出来了，这个宝宝是一个白化病患儿。今天，就请大家随我一起来了解一下什么是出生缺陷和如何预防出生缺陷。

♥ 什么是出生缺陷 ♥

出生缺陷是指出生的时候或者出生后数年内发现的身体结构、功能或者代谢的异常。具体包括：一方面是身体结构的异常，如唇腭裂、先天性心脏病、神经管畸形等；另一方面，表现为功能和代谢的异常，比如说先天性耳聋、苯丙酮尿症、唐氏综合征等。这些出生缺陷有些是由于染色体出现了异常，有些是由于基因出现了突变，还有一些是在孕前或者是孕期受到了周围环境因素的影响，而导致的出生缺陷；也有部分出生缺陷，是遗传和环境因素共同作用的结果。出生缺陷会对缺陷儿童的生命和生活质量造成严重的影响，同时会给家庭及社会带来负担。

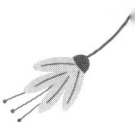

💜 如何预防出生缺陷呢 💜

预防出生缺陷需要我们把好三道关，就像我们种一棵小树苗一样。首先，我们要选择质量好的、优质的种子，也就是说我们要把好"种子关"。把好"种子关"是预防出生缺陷发生最重要的一关，我们称之为第一道防线。我们把健康的种子种到肥沃的土壤当中去，看着它长出苗芽来，对苗芽进行精心的呵护，就是在把好第二道关，也就是把好"苗芽关"，减少出生缺陷儿的出生。接下来，当苗芽长成幼苗的时候，我们要仔细地看这个幼苗长的叶子有没有被虫吃了，或者是叶子上有没有缺陷，这实际上就是在把好幼苗的"成长关"，也就是第三关。

为了对出生缺陷做到早发现、早诊断和早治疗，下面我们就和大家详细地谈一下预防出生缺陷的三道防线。第一道防线是把好"种子关"，也叫一级预防。备孕的夫妇一定要做好婚前和孕前检查，避免近亲结婚，在适当的年龄生育。因为大家都知道，随着年龄的增加，出生缺陷的发生率和风险也在增加。在孕前和孕期一定要远离有害物质，比如说辐射等不良外界环境，还有抽烟、酗酒等不良的生活习惯。备孕的女性朋友们一定要适时地补充叶酸。对于本身是遗传病患者和家族中有遗传病亲属或者曾经生育过、孕育过遗传病患儿的备孕夫妇们，一定要做遗传病携带者的筛查或基因检测，必要的时候可以借助于三代试管婴儿来把好"种子关"。第二道防线是把好"苗芽关"，我们也称之为二级预防。二级预防主要是针对孕期，也就是说怀孕的孕妈妈们一定要在孕期做好系统的孕期保健，必要的时候借助产前筛查和产前诊断，把出生缺陷减少到最低，防止缺陷儿的出生。三级预防是

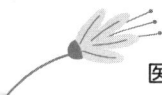

最后一道防线，是把好幼苗的"成长关"，新生儿出生之后，要及早进行新生儿疾病的筛查，对于常见的先天性的缺陷做到早发现、早诊断和早干预。一大部分新生儿的先天出生缺陷，可以得以很好的救治，即使是某些疾病的患儿，也能够通过及时的治疗过上正常的生活。所以，我们可以看到三级预防非常重要。它从"种子关""苗芽关"和"成长关"这三道防线入手，致力于预防出生缺陷。

❤ 三代试管在防治出生缺陷时能发挥什么样的助力作用 ❤

三代试管即胚胎着床前遗传学检测，实际上就是在胚胎放到妈妈孕育宝宝的子宫之前，就对其进行检测，就像我们前面说的，在种下这棵秧苗之前，先对种子进行检测，看一看哪粒种子没有缺陷。不难看出，三代试管就是帮我们把好出生缺陷的第一道防线，也就是"种子关"，即第一级预防。

❤ 三代试管能帮助哪些患友呢 ❤

首先，夫妇一方或双方是遗传病的患者，或者是这对夫妇曾经生育过或孕育过有明确致病基因突变的遗传病患儿，那么如果他们有生育的计划或者是再生育的计划，可以借助三代试管来帮助。除单基因病外，夫妇一方或是双方染色体有异常，比如常见的平衡异位或者是罗氏异位携带者，也可以通过三代试管获得健康的下一代。除此之外，对于女方高龄，比如说38岁以上的女性，还有那些反复自然流产而找不到原因的，和多次做试管婴儿胚胎质量都很好，但是反复种植失败的夫妇们，

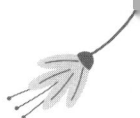

以及严重的男性不育的患友们，都可以通过三代试管获得健康的宝宝。

温馨提示

防治出生缺陷，促进生育健康。我们要筑牢三道防线，做好三级预防。从"种子关""苗芽关"到"成长关"，每一步都至关重要。

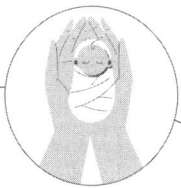

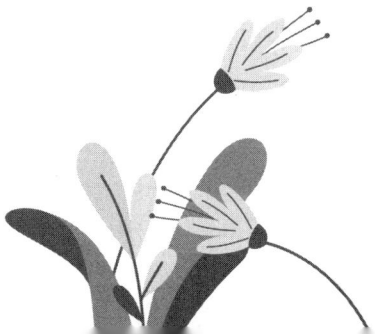

孕前 检查

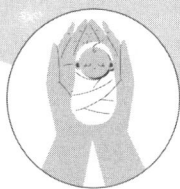

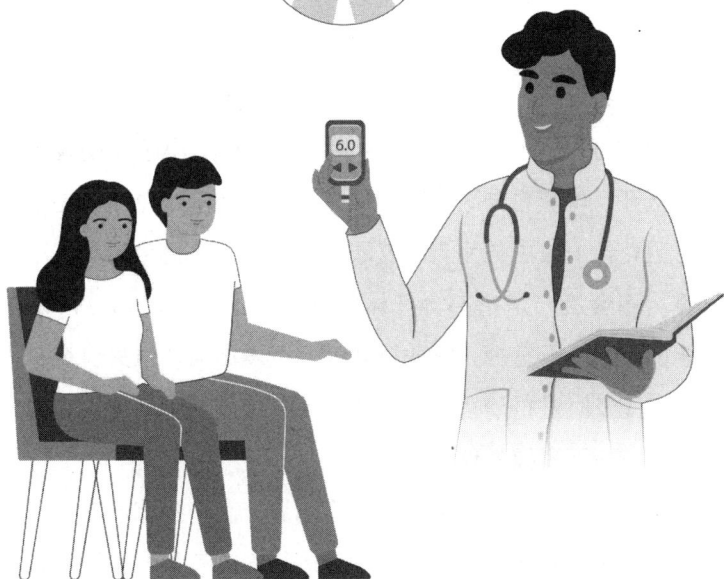

流产后多久可以再次怀孕

♥ 什么是流产 ♥

流产是指在怀孕不足 28 周，且胎儿体重不足 1kg 的情况下，妊娠终止。按照流产的不同方式，分为生化妊娠、自然流产和人工流产。

生化妊娠常发生于怀孕后的 5~6 周，是指受精卵无法顺利着床在子宫内膜上，随着月经一起"出走"的现象。

自然流产是指非人为目的造成的流产，发生率约为 15%。包括先兆流产、难免流产、不全流产和完全流产。先兆流产是指怀孕 28 周以前，出现阴道少量出血或伴有小腹不明显疼痛，宫口未开，羊膜囊未破，有继续妊娠的希望。难免流产是指流产不可避免，一般由先兆流产发展而来，阴道出血量增多，小腹痛加重。不全流产是指部分妊娠物已经排出子宫，部分残留在子宫腔内，影响子宫的正常收缩功能，引发出血。难免流产和不全流产均应及时进行清宫术。完全流产指流产症状消失，宫内无残留物，一般不需要处理。

人工流产分为药物流产和手术流产。药物流产就是通过药物的方法使胚胎排出体外。手术流产的方式有负压吸引术和钳刮术

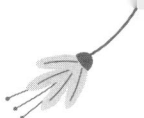

两种。负压吸引术是通过负压将子宫内的胚胎组织吸出来，适用于 10 周以内的妊娠；钳刮术即用手术钳将子宫内的胚胎组织夹出来，适用于 11~14 周的妊娠。

♥ 流产之后多久才能再次怀孕 ♥

生化妊娠没有见到胚胎，对子宫内膜的伤害应该较小，来一次月经后则可以考虑怀孕。

自然流产后子宫内膜的修复需要 3 个月左右，经过 2~3 次月经内膜的脱落，子宫内膜功能才能恢复正常。因此至少需要 3~6 个月才能再次怀孕。

人工流产后多久可以怀孕？药物流产后，备孕的子宫或生殖系统恢复至正常状态需要一定时间；在药物流产期间，会服用一些药物如米非司酮、米索前列醇等，这些药物代谢需要一定时间；建议至少 3 个月后再备孕。手术流产过程可能会对女性的子宫内膜造成一定的损伤。我们建议最好是在手术流产后的 3~6 个月再次怀孕。

♥ 怀孕前有哪些注意事项 ♥

合理安排作息，避免熬夜，保证双方的休息和睡眠。孕前 3 个月，夫妻双方均应戒烟戒酒。女性在怀孕前 3 个月就要摄入充足的叶酸。同时，还要注意均衡饮食，多食用一些富含蛋白质、微量元素、维生素等营养素的食物。

做好孕前检查。一般检查：身高、体重、血压、心率测定，甲状腺、心肺等检查及内外科检查。实验室检查：包括肝肾功能、弓形虫等病毒检测，传染病筛查，性激素水平测定等。其他检查：心电图、乳腺彩超、腹部及妇科超声。妇科专项检查：妇科常规检查、宫颈癌筛查、沙眼衣原体及支原体检测等。

温馨提示。

　　既往有两次以上自然流产、稽留流产等情况的女性，应该到专业医院或者机构进行针对性检查，必要时需要检查男女双方染色体、自身免疫等相关项目，并及时治疗后再考虑再次怀孕。

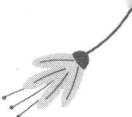

排卵后几天能测出怀孕

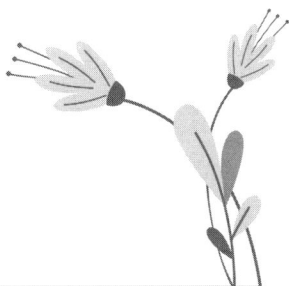

排卵后几天能测出怀孕呢？这是备孕妈妈最关心的一个问题。

♥ 如何监测排卵 ♥

有排卵才能怀孕，那么如何监测排卵呢？让我们来看一下，排卵一般发生在下次月经来潮前14天，女性正常的月经周期是28±7天，假设月经周期是30天，那么排卵大概发生在月经的第16天，也就是下次月经来潮前14天左右排卵。可以通过哪些手段来监测呢？

第一种办法，监测基础体温。每晚连续睡足6小时以上，睡前在床旁准备好一盒水银体温计，并且将水银柱甩低，醒来不要起床，不要进食，也不要谈话，第一件事就是测量体温，将体温计置于舌下，留置5分钟，测得的体温即基础体温。将月经周期每一天的体温记录下来，连成曲线，即基础体温图。如果体温呈现双相，排卵后体温升高，则表明有排卵，也可以请专科医生帮忙判断。

第二种办法，用测排卵试纸。从月经干净开始，每天早晨用排卵试纸，利用晨尿测试，当试纸出现检测线色度等于或深于对

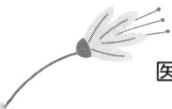

照线时，表示 24~48 小时内排卵，其他情况则表示没有排卵或者无效。

第三种办法，经阴道超声监测。如果月经周期为 28 天左右，那么可以在月经第 10~12 天进行初次检测，根据卵泡大小判断下次 B 超时间，直至卵泡发育成熟。卵泡成熟后 2~3 天再进行一次 B 超检查，观察卵泡是否消失。如果消失，则表示已经排卵。

♥　排卵后几天能检测出怀孕　♥

如果已经排卵了，那等待一段时间以后，如何检测是否怀孕了呢？如果怀孕了，会出现停经，一部分人会出现恶心、呕吐等早孕反应，血或尿人绒毛膜促性腺激素会升高，超声检查可以确认宫内妊娠。

第一种方法是尿试纸检测。对于月经规律的妇女，假设月经周期为 28 天，如果受孕，一般在停经的 30~35 天，同房后的 15 天左右测试，尿试纸会出现两条红杠，则表示怀孕。

第二种方法是检测血人绒毛膜促性腺激素。最早距离排卵后 8~10 天，如果受精卵开始着床，着床后的滋养细胞，也就是受精卵上的一种细胞会开始分泌人绒毛膜促性腺激素，最早在月经第 25 天左右，血人绒毛膜促性腺激素会升高，升高则提示怀孕可能。

第三种方法是超声检查。超声能看到胎囊的时间通常在怀孕 5~6 周时，如果怀孕 6~7 周没有看到宫内的胎囊，需要考虑宫外孕可能。

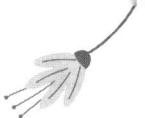

温馨提示

　　如果月经超时没有来潮，可以用验孕试纸检测是否怀孕。如果发现怀孕，尽早去医院检查，通过抽血或超声可以明确诊断，并及时排除其他问题，如宫外孕等。

排卵试纸阳性就代表排卵正常吗

随着排卵试纸的广泛使用，它确实能帮到一些朋友快速备孕成功，但是也有一些朋友，虽然借助排卵试纸，却依然久备不孕。她们就会产生一些疑虑：排卵试纸强阳一定有排卵吗？强阳和排卵能画等号吗？现在从以下几个方面来了解一下。

💜 排卵试纸为什么可以知道我排卵了 💜

要明白这个问题，首先要知道排卵试纸测的是什么，其实测的是尿中的黄体生成素（luteinizing hormone，LH）。LH是什么呢？ LH是性激素六项当中的一项，对女性的内分泌至关重要。LH在经期5~10U/L，但是到了排卵前会急剧升高，是正常值的3~10倍，这个高峰的出现能够诱发排卵，因此是排卵的必备条件之一。排卵通常发生在峰值之后的24~48小时。因此，我们如果想找到这个时间段，似乎找到这个峰值就显得尤为重要。如果想通过反复地抽血化验来找到这个峰值似乎不太现实，但是我们可以通过尿液来找，那就是使用排卵试纸。那排卵试纸又怎么找峰值呢？我们可以通过多次检查尿液。如果排卵试纸显示阳性，就说明血中的LH达到或接近25U/L。继续测下去如果显示强阳，就预测24~48小时会发生排卵。那排卵试纸可以直接判

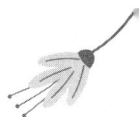

定排卵吗？答案是不可以，它是通过测量尿中 LH 的浓度来找到峰值，间接判断排卵。排卵之前会有这个峰值的出现。如果排卵试纸阴性，说明没有排卵；如果阳性，考虑多数情况会有排卵。那为什么是多数情况而不是所有情况呢？那是因为排卵试纸也存在谎报的情况。

♥ 排卵试纸什么时候会谎报 ♥

其实排卵试纸阳性，还可见于一些多囊卵巢综合征的患者和卵泡熟而不破的情况，还会受一些药物的影响。多囊卵巢综合征是育龄女性常见的妇科内分泌疾病，常表现为"大姨妈"紊乱，排卵试纸可能会出现弱阳性，并且在时间上与"大姨妈"没有什么关联，容易造成即将排卵的误会。那为什么卵泡熟而不破呢？我们的盆腔对女性而言很重要，因此把它称作"聚宝盆"一点都不为过，但如果"聚宝盆"发炎了，卵泡周围好像铸了铜墙铁壁，这种情况下就容易熟而不破。在同房时双方过度紧张，同样也容易出现上述情况。如果近期使用了避孕药或者是孕酮等激素类的药物，也会影响排卵试纸而出现假阳性。综上可以看出，排卵试纸阳性并不能够代表一定会有排卵。

♥ 使用排卵试纸有哪些注意事项 ♥

第一，在使用之前一定要详细地阅读说明书，不同品牌的排卵试纸有一些具体细节的要求是不一样的，比如说判读时间，有的是 5~10 分钟，有的是 10~30 分钟。如果时间没卡好，这个结果就可能不准确。

第二，从哪天开始测呢？如果"大姨妈"规律，28 天一个

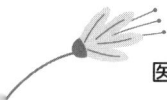

周期，那就从第 10 天开始检测。如果周期缩短，测量开始的时间会提前。如果周期延长，测量开始的时间也要后延。如果在检测过程中出现阳性，那还要继续测下去并且增加检测频率，每 4 个小时测一次。为什么还继续检测呢？因为造娃的最佳时间是排卵试纸由强阳转弱的时候。

第三，对尿液有什么要求呢？一般不会选择用晨尿，而且在测之前 2 个小时少喝水或者饮料，避免尿液浓缩或稀释所带来的影响。

温馨提示

如果说造娃一年了还没成功；或者是已经35岁了，半年还没有怀上；或者曾有盆腔炎或宫外孕病史等，就要及时就医，医生会为您制订适合您的治疗方案。

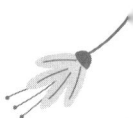

婆婆说怀孕到 3 个月再去医院检查，是吗

小丽发现自己怀孕了，又惊喜又紧张，赶紧把这个好消息和婆婆分享。小丽跟婆婆说要去医院进行检查，但是婆婆却告诉她，等怀到 3 个月再去医院检查就行了。婆婆担心去医院检查会做 B 超，B 超是否有辐射，对胎儿不好。另外检查去得太早，B 超也没有查出胎心，反倒会增加一定的心理压力。是这样的吗？

💜 怀到三个月再检查的话，会遇到哪些坑 💜

1. 宫外孕

正常妊娠，胚胎着床会长在子宫腔里面，如果胚胎长在除子宫腔以外的地方，那就是宫外孕了。宫腔里是空的，没有胚胎，而在细长的输卵管里面长出了一个胚胎，这就是宫外孕。宫外孕的发生率是 2%~3%，虽然发生率不高，但是后果极为严重。如果不及时就诊，一旦发生破裂，很有可能会危及生命。大多数宫外孕是发生在怀孕 2 个月以内，所以还是要早检查早发现为好。

2. 胚胎停育

如果胚胎是长在宫腔里，但是一直没有长出胎心胎芽，或者是长出了胎心胎芽后，又消失了，那就是胚胎停育了。

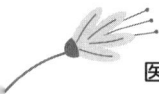

3. 胎儿畸形

怀孕早期到医院检查，接受医生的健康指导，叶酸的补充是一项重要的健康指导内容。研究显示，叶酸的缺乏会导致胎儿的神经管畸形，如无脑儿、脑积水、脊柱裂等严重的畸形。一般建议从怀孕前3个月到怀孕以后的前3个月都要服用叶酸。如果我们怀孕前没有服用，在怀孕前3个月又没有及时去医院检查，接受医生的健康指导，有可能就错过了胚胎发育最重要的时期。

4. 假怀孕

有少部分人可能是求子心切，心理压力大，会出现一些假怀孕的现象，如恶心、呕吐等，而早孕试纸检测又出现假阳性，很高兴地等3个月再去医院检查，结果发现根本没有怀孕。

❤ 如何早检查早避坑 ❤

一旦发现怀孕，一定要尽早检查，因为意外大多发生在前3个月，早检查才能早避坑。可以通过早期的一些辅助检查来帮助评估怀孕的状况，比如进行早孕试纸的检测、抽血、B超等。医生早期的健康教育也是很重要的，比如早期不能同房，容易造成流产；规律足量地服用叶酸等。另外，如果有基础疾病，孕早期也是要早检查早治疗的。

温馨提示

如果发现怀孕了，不要等怀孕3个月之后再去检查，应尽早去医院检查。

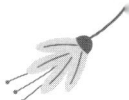

我的卵泡那么圆，为什么就不能怀孕呢

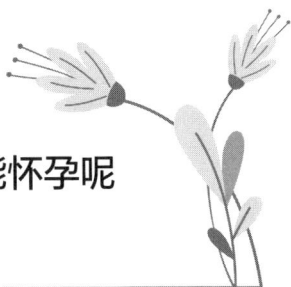

小美，今年 28 岁，最近半年开始备孕，监测了 3 个月的卵泡，卵泡很圆且发育良好，但就是没怀孕，她很困惑："我的卵泡那么圆，为什么就不能怀孕呢？"

针对这个问题，我们首先要知道卵泡圆并不代表质量好，那么卵泡质量好的标准是什么呢？

♥ 卵泡形状合适 ♥

卵泡应当像种子一样，饱满、圆润才好。作为一枚优势卵泡，它得是一个圆润的"胖子"。如果卵泡呈扁椭圆形（两个径线差距≥3mm）的，则提示卵泡可能发育得有点不好。例如，B超显示卵泡大小为 14mm×19mm，这就说明卵泡质量不佳。相同大小的卵泡，圆形的质量一般比扁椭圆形的要好。

♥ 卵泡大小合适 ♥

一般来说，正常的成熟卵泡大小为 18~25mm。如果卵泡还未发育成熟就已排出，虽然也有可能怀孕，但是很有可能因为胚胎质量差而导致胎停育或流产。同样，排出的卵泡过大且不破裂也无法完成排卵。

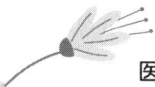

💛 优势卵泡是唯一一个 💛

许多朋友都以为，卵子越多越好。实际上，如果一侧的卵巢，同时有多个卵泡发育，但没有明显的优势卵泡，会导致每个卵泡都长不大、长不好，很难完成正常的排卵与受孕。所以，卵泡不在多，而在于有优势。

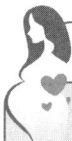

温馨提示

卵泡圆润并不能代表卵泡质量好，只有成功排卵才有可能怀上宝宝。

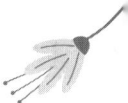

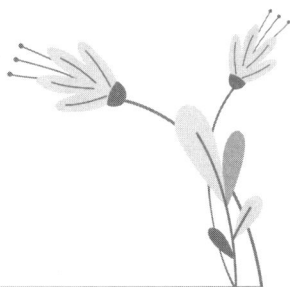

备孕都需要查性激素吗

在我们备孕门诊，许多女性朋友出于对自身健康和生育能力的关注，主动要求进行性激素检查。这一需求不仅反映出她们希望通过科学检测来评估自己的生殖内分泌状态，还引出了以下几个重要话题。

💜 什么是性激素 💜

性激素是参与调节生殖功能的激素，又称为生殖激素。卵巢是女性产生激素的重要器官，卵巢分泌的激素包括雌激素、孕激素和雄激素等。

雌激素是女性魅力的根本，更是女人的青春激素和健康激素，能让青春期女孩子月经来潮，促进脂肪分布，还能让皮肤变得更加光泽，有句话"女大十八变，越变越美丽"说的就是这个理。

孕激素顾名思义，能够帮助女性完成受孕、妊娠、泌乳等一系列的任务，让女性实现做母亲的梦想。

这些激素不仅影响女性的第二性征发育、生殖器官成熟和月经来去，还对孕育新生命和维持身体健康至关重要。

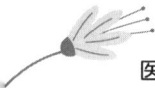

♥ 性激素检查能说明什么问题 ♥

1. 帮助诊断某些疾病

例如，异常子宫出血、闭经、多囊卵巢综合征等，通过查性激素可以帮助判断异常子宫出血是否因排卵异常所致，以及闭经的根源究竟在于卵巢、下丘脑还是垂体，还可以帮助了解多囊卵巢综合征患者有无雄激素过多的情况等。

2. 帮助了解卵巢有没有排卵

在一个月经周期当中，只有一个卵泡发育成熟并排出，卵泡排出以后，我们的卵巢会形成一个黄体，黄体会产生大量的孕激素。因此，可以在月经周期的第 21 天或下次月经来潮前 7 天抽血查性激素，如果孕酮水平≥3ng/mL，就提示有排卵；反之，说明没有排卵。

3. 帮助了解卵巢的储备功能

我们从生下来，卵泡数量就开始不断耗竭和减少，就像仓库一样，"货品"（卵泡）只出不进。当女性年龄＞35 岁时，卵泡耗竭的程度就会加速。

当女性年龄＜40 岁且出现月经改变时，如果两次抽血检查均显示促卵泡激素（follicle-stimulating hormone，FSH）≥25IU/L，这可能提示早发性卵巢功能不全。这时女性生育的机会大大减少，总体的生育率下降，因此需要早发现，早治疗。如果 FSH 持续上升≥40IU/L，则说明卵巢已处于衰竭状态，这个时候要宝宝就困难了。

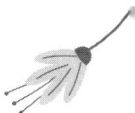

❤ 哪些备孕的人需要查性激素 ❤

1. 患有月经病的女性

如果月经周期紊乱（早来、迟来、不来或紊乱），备孕的时候就需要检查一下性激素水平。

2. 患有不孕症的女性

如果有正常性生活，经过积极努力，一年仍未怀孕，称为不孕。不孕的女性，备孕时可以在月经的第 21 天或下次月经来潮前 7 天抽血检查激素，观察有没有排卵；在月经第 2~4 天检查卵巢储备功能。

3. 高龄女性（＞35 岁）

在月经的第 2~4 天抽血查 FSH 水平，以评估卵巢储备功能。如果 FSH＞15IU/L，说明卵巢储备功能下降，需要尽早完成生育；如果 FSH＞25IU/L，提示卵巢储备功能非常不好，可能患有早发性卵巢功能不全，需要积极评估，尽早干预和治疗；如果 FSH＞40IU/L，则说明卵巢已经衰竭了，这个时候怀孕将变得非常困难。

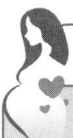

温馨提示

对于月经规律、年龄<35 岁、没有不孕情况的女性，在备孕的时候是可以不用检查性激素的。

备孕期间同房频率

备孕期间同房频率的选择由精子及卵子的生存时间决定，以确保在最佳时机进行受精。以下是对卵子和精子特点的详细说明，以及如何合理安排同房频率的建议。

❤ 卵子的存活时间有多久 ❤

卵子短暂又辉煌的一生，从始基卵泡到初级卵泡、次级卵泡再到成熟卵泡，整个过程需要一年左右的时间。超声监测下可以看到的卵泡一般为卵泡最后的生长时期，约为 15 天，也就是月经周期中的卵泡期。排卵后形成的黄体期为 12~14 天，这样一个正常规律的月经周期一般为 28 天左右。排卵后，卵子会在壶腹部等待精子，其在体内可以存活 24~48 小时，受精的最佳时间为排卵后的 24 小时。

❤ 精子的存活时间有多久 ❤

睾丸每秒每克可以产生 300~600 个精子，单侧睾丸的正常重量为 10~15g，每天可以生成 5 亿~10 亿个精子，为了维持精子的正常活力，请不要禁欲或纵欲过度。精子排出体外后，在女性生殖道内可在 48~72 小时保持受精能力。

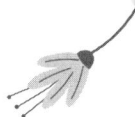

❤ **备孕期间合理的同房频率如何把握** ❤

对于月经规律的女性，排卵期一般发生在下次月经前 14 天。排卵期不仅是指排卵日，还包括排卵日在内的前 5 天和后 4 天，共计 10 天的时间窗口。以下是排卵期的一些典型表现：性欲增强；阴道分泌物变成透明状，拉丝度较长；排卵后体温可以升高 0.3~0.5℃；部分女性会出现下腹部的轻微隐痛，通常 1~2 天即可好转；也有少部分女性因为排卵后的激素波动而导致阴道的少量出血。因此，我们在选择同房频率的时候应该集中在排卵期，以提高受孕概率。建议同房间隔时间为 48~72 小时，这样既能保证精子数量充足且活力良好，又不会因为过于频繁而影响精子质量。卵子可以在体内存活 24~48 小时。精子排出体外后，可以在女性体内存活并保持受精能力长达 48~72 小时。

温馨提示

建议同房间隔时间为 48~72 小时。

如何找准排卵期

排卵期同房会使精卵约会的概率增加，能够使备孕事半功倍，那怎么找排卵期呢？

♥ 排卵期是什么 ♥

女性特有的生殖器官包括子宫、输卵管和卵巢。每个月，在卵巢上都会有一批卵泡发育起来，当中会有一个卵泡逐渐长大并最终成熟。在这个过程中，卵泡会分泌雌激素，体内还会伴有其他激素的变化，导致卵泡破裂，排出里面的卵子。卵泡破裂的部位会形成黄体，黄体能够分泌雌激素和孕激素。在没有怀孕的情况下，黄体的寿命是 14 天左右，随后雌、孕激素撤退，"大姨妈"来临。卵子寿命是 1~2 天，一个月只有一枚，很稀缺，梦想就是遇到心仪的精子。精子寿命是 2~3 天，擅长游泳，梦想是遇到心爱的卵子。它们的梦想都是一样的，那就是进行一场心仪的约会。精子和卵子的寿命都很短，需要在最恰当的时间遇到最好的彼此。

♥ 如何简单判断排卵期 ♥

排卵具有周期性，并伴有激素水平的变化。"大姨妈"每个月都来报到，说明其有周期性，每个月排出一枚卵，周而复始，

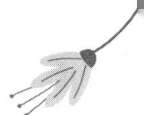

直到卵巢"退休"。排卵前有雌激素、黄体生成素、卵泡刺激素的高峰，排卵后有雌激素和孕激素的高峰。根据这些变化，向大家推荐几种判断排卵期的方法。

1. 排卵痛

两次"大姨妈"中间总伴有下腹痛，两侧交替，可自愈，有明显的规律性，这就是排卵痛，是排卵信号之一。

2. 日期推算

排卵通常发生在下次"大姨妈"来临前 14 天左右。如果"大姨妈"规律，通过推算月经周期来确定排卵期也是一个不错的选择。

3. 检测排卵试纸

排卵试纸是什么原理呢？它是用来检测尿中黄体生成素的浓度来预测排卵时间。经期血中黄体生成素基础值是 5~10U/L，排卵前会升高 3~10 倍。当血中的黄体生成素大概在 25U/L，尿排卵试纸就能检测出阳性。虽然原理是一样的，但不同品牌的排卵试纸检测方法并不完全一样，因此一定要严格按照说明书使用，排卵通常在强阳后 24~48 小时发生。

4. 测量基础体温

排卵后孕激素会升高，孕激素能使体温升高 0.3~0.5℃。那怎么测量呢？清晨醒来不动，不说话，不起床，立即测量。采用水银体温计放在舌下 5 分钟，测完后读数，并且还要进行记录，连成一条体温曲线。如果测出来为单相型体温，说明没有排卵，如果是双相型体温，则表明有排卵。

5. 观察宫颈黏液

排卵前，随着雌激素的升高，宫颈黏液变得稀薄、透明、清

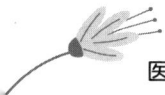

亮且拉丝度好，这有助于精子更容易地穿过宫颈进入子宫。

以上五种方法可以帮助大家轻松找准排卵期：观察分泌物是不是稀薄、透明、拉丝度好，感受每次月经中间很有规律的排卵痛，推算月经周期，检测排卵试纸，测量基础体温。您可以采用一种方法，也可以同时采用多种方法，以达到自我简单判断排卵期的目的。

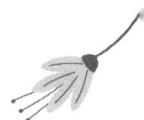

科学制订造人计划——孕育健康宝宝第一步

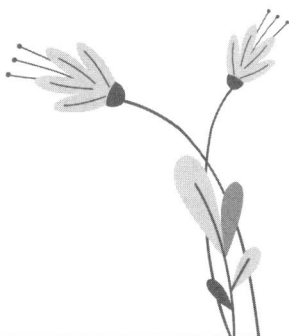

♥ 孕前倒计时 ♥

建议大家提前半年制订备孕计划，目的只有一个——将身体调理到最佳状态，怀上最棒的宝宝。

1. 孕前 6 个月

夫妻双方开始调整心态，改变不良的生活习惯，如熬夜、久坐。另外，还要学习各种优生优育知识，积极锻炼身体，戒烟戒酒，对怀孕有影响的药物要及时停用。

2. 孕前 5 个月

开始饮食调理，多吃壮精肥卵的健康食物，如蛋类、豆制品、海鲜等，都是不错的选择。远离垃圾食品，体重超标者要注意科学减重，不建议节食。

3. 孕前 4 个月

前往专业的医院进行孕前检查。积极参与国家提供的免费孕前优生健康检查项目。如有问题应该积极治疗，但必须谨慎服用药物。同时，要提高机体免疫力，减少感染病毒的概率。

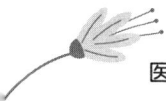

4. 孕前 3 个月

稳定的情绪很重要，开始补充叶酸，彻底戒烟戒酒。性生活控制在合理范围内，既不能太多，也不能太少。

5. 孕前 2 个月

进一步放松心情，为孕期生活做准备，选择产检的医院和医生，布置舒适温馨的居家环境。

6. 孕前 1 个月

选择最佳受孕时机，适度节欲，时刻观察自己的身体变化，采用正确的方法确认受孕成功。

♥ 什么季节最适合怀孕 ♥

春有百花，秋有月，夏有凉风，冬有雪，虽然都是人间好时节，但对于优生优育来说，有些季节适合孕育宝宝，有些季节则不适合。

1. 5~6 月

春末正是春暖花开的季节，气候温和适宜，风疹病毒感染和呼吸道传染病的发病高峰期已经过去。此时孕育宝宝，准妈妈的饮食起居易于调适，可以使宝宝在最初阶段有一个安定的发育环境，对于预防胎儿畸形最为有利。

2. 7~8 月

夏末也是较好的受孕季节，因为怀孕 3 个月后，正值秋凉，经过孕早期的不适阶段后，此时的准妈妈食欲增加，睡眠较好，加上气候宜人，极适合养胎。水果、蔬菜新鲜可口，鸡、鸭、鱼、肉、蛋供应充足，准妈妈摄入这些营养物质对自身营养和宝宝的发育十分有利。

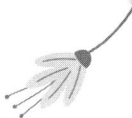

3. 9~10 月

此时正值秋高气爽，气候温暖舒适，睡眠和食欲不受极端天气影响，可以帮助准妈妈更加惬意地度过难熬的孕早期。初秋也是新鲜水果、蔬菜大量上市的黄金季节，对准妈妈的营养补充和宝宝的大脑发育十分有利。

♥ 抓住最佳受孕年龄是孕育健康宝宝尤为关键的一环 ♥

对于中国女性来说，最佳的受孕年龄为 24~32 岁。这个年龄段的女性，身体发育成熟，正处于生育旺盛期，卵子质量最高。此外，这个年龄段的女性心理较为成熟，对妊娠、分娩期间的心理变化和精神刺激都能很好地调节和适应，各方面已经具备了做母亲的条件，能承担哺育和教育下一代的任务。年龄太小，生理和心理都没有发育健全，独立生活能力差，不适合哺育下一代。年龄过大，卵子开始老化，子宫收缩力减弱，骨盆、韧带出现松弛，不利于优生优育。

对于中国男性来说，26~35 岁的男性，身体处于健康状态，生殖器官发育完善，精子质量达到高峰，并且精力充沛，经济基础较好，有利于优生。过了 35 岁以后，男性体内的雄激素开始衰减，精子的质量也随之降低，容易出现精子畸形。

♥ 如何计算预产期 ♥

按照最后一次月经的第 1 天来计算，整个孕期为 9 个月零 7 天，40 个孕周，共 280 天。预产期的月份为最后一次月经的月份+9，日期为最后一次月经的第 1 天的日期+7。

举例说明，小美的末次月经是 2021 年 1 月 1 日，那么她的预产期计算方法就是月份+9，也就是 1+9=10，日子+7，也就是 1+7=8，所以 10 月 8 日就是她的预产期。

温馨提示。

准爸爸、准妈妈应将身体调理到最佳状态，规律起居，锻炼身体，戒烟戒酒，保证充足睡眠，确保营养均衡，并及时补充叶酸。祝您早日怀上聪明、健康的宝宝！

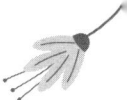

生男生女是怎么一回事

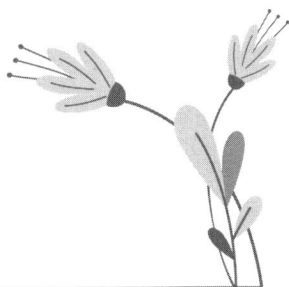

❤ 生男生女取决于女性吗 ❤

若在过去的年代提起这个话题，不要说男性了，可能连女性自己都认为这是取决于女性的。例如，我们在看古代电视剧的时候，经常可以看到这样一种情境：如果生的是女孩，家里人都会指责说这是女性的问题，认为这是女性的责任。然而，这个说法是片面且不科学的。

❤ 生男生女取决于男性！ ❤

其实生男生女概率是一样的。人体细胞中一共有 46 条染色体，两两配对，共 23 对。其中 22 对是常染色体，在男性和女性中是相同的；另外一对是性染色体，决定个体的性别，男性的性染色体组成为 XY，女性的性染色体组成为 XX。所以，男性的染色体核型是 46，XY；而女性染色体核型是 46，XX。孩子的性别在受精的那一刻就已经决定了，因为女性只能提供 X 染色体，而男性则可以提供 X 或 Y 两种核型的染色体。

如果男性提供的 X 染色体和女性的 X 染色体结合，则形成 XX 组合，孩子将是女孩。如果男性提供的 Y 染色体和女性的 X

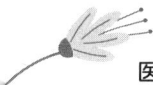

染色体结合，则形成 XY 组合，孩子将是男孩。因此，从理论上讲，生男生女主要取决于男性所提供的染色体。

这两种精子喜欢的温度和环境不同，"跑步"的速度也不同。男性会提供数量差不多相同的 X 和 Y 染色体精子，一般来说生男生女的概率是相同的。

尽管如此，一些因素可能影响哪种类型的精子更有可能成功受精。女性生殖道的酸碱性及染色体的活动能力，也可以改变精子在女性体内存活的时间。如女性体内呈现微碱性的环境，Y 染色体的精子就更容易存活；而呈现酸性环境，则更利于 X 染色体的精子存活。

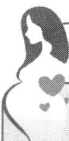

温馨提示

生男生女并非一方决定，与很多因素有关，可能和男性的关系会更大些，但也是随机的。无论生男孩还是生女孩，都是一样的。做好备孕前的全面检查，确保优生优育才是需要重点考虑的事情。

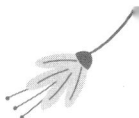

子宫后位是否需要治疗

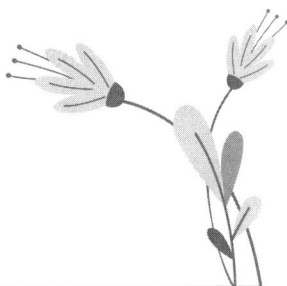

❤ 子宫的正常位置 ❤

子宫位于盆腔中央，前为膀胱，后为直肠，下端接阴道，两侧有输卵管和卵巢。具体而言，子宫底位于骨盆入口平面以下；子宫颈外口位于坐骨棘水平稍上方。膀胱空虚时，成人子宫的正常位置呈轻度前屈前倾位。子宫正常位置依靠四对韧带及骨盆底肌和筋膜支撑，这四对韧带分别是阔韧带、圆韧带、主韧带及宫骶韧带。但是也有约25%的女性子宫是向后倾斜的，称为子宫后位。无论子宫是前位还是后位，宫颈均开口在阴道内，所以子宫的位置是不影响正常怀孕的。

❤ 怀孕的条件有哪些 ❤

正常怀孕的必要条件是有"种子"——精卵结合形成受精卵，有优良的"土壤"——子宫环境，还有优越的"自然环境"——盆腔环境，三者缺一不可。在导致不孕的原因中有一个疾病是子宫内膜异位症，其典型体征为下腹痛、痛经和性交不适，并因直肠子宫凹陷存在内异症病灶，或局部粘连，致使子宫后倾固定。该疾病会造成输卵管粘连扭曲，伞部活动受限，影响精子和卵子的相遇。同时，还会盆腔微环境改变，降低子宫内膜的容受性，孕育胚胎所需要的自然环境被破坏，使得子宫变成了"贫瘠的土壤"，从而影响女性受孕。

温馨提示

子宫后位如果没有伴随症状，它仅是子宫位置的一个描述，不需要治疗；但如果伴有慢性盆腔痛、性交痛及月经周期的改变或者不孕等症状，则需要及时就医，积极进行治疗。

备孕遭遇支原体，如何走出"阴霾"

♥ 支原体是什么 ♥

支原体是一种介于病毒和细菌之间的原核微生物，广泛存在于自然界中。与泌尿生殖道感染有关的支原体有解脲支原体（Ureaplasma urealyticum，UU）、人型支原体（Mycoplasma hominis，MH）和生殖道支原体（Mycoplasma genitalium，MG）。

支原体在泌尿生殖道中存在着定植的现象，主要存在于女性的阴道、宫颈外口、尿道口周围及尿液中，也可以存在于男性的前列腺液、精液中。人群中存在相当数量的携带者，而没有症状，特别是解脲支原体的携带率较高。当人体免疫力下降时，支原体可迅速繁殖，从而引发疾病。

支原体的主要传播途径有三种：首先是性生活传播，尤其在性活跃的女性中较为常见。研究表明，性伴侣越多，支原体检出率也越高。其次为母婴传播，如果孕妇在孕期确诊为支原体感染，则可能通过产道传染给新生儿。最后，还可以通过接触被污染的毛巾、浴具、便池、游泳池等间接传播。

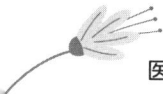

❤ 支原体感染有什么表现，会影响怀孕吗 ❤

1. 尿道炎

支原体是尿路感染的常见致病性微生物之一。20%～40%的非淋菌性尿道炎与支原体感染有关。典型症状为尿道刺痒、尿急、尿痛、排尿困难、尿道口存在少量黏液性分泌物等。

2. 宫颈炎和盆腔炎

生殖道支原体感染可以引发宫颈炎、子宫内膜炎、盆腔炎和输卵管性不孕等疾病。主要症状表现为阴道分泌物增多、阴道分泌物色黄、外阴瘙痒、腰酸背痛、小腹坠胀感、同房时出血等。研究表明，在大约10%的盆腔炎患者中可以检测到人型支原体的存在，这种感染还可能导致产后子宫内膜炎的发生。

3. 绒毛膜羊膜炎及早产

妊娠期间如果感染了支原体，可能会导致羊膜腔内的炎症（绒毛膜羊膜炎），从而使流产、早产及产后子宫内膜炎的发生风险增加。

4. 弱精甚至不育

男性感染支原体后，可能会产生抗精子抗体，影响精子的活力，导致弱精症甚至不育问题。

❤ 备孕期间发现支原体阳性怎么办 ❤

1. 仅为解脲支原体阳性，无症状，一般不需要治疗。

2. 如果支原体感染治疗后，症状消失，仅化验结果为阳性，转为解脲支原体携带者，则不需要继续治疗。

3. 男伴确诊为支原体导致的尿道炎，那么女性应一同治疗，

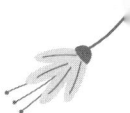

治疗期间使用避孕套避孕。男性有精液异常且有生育要求时，则需要夫妻共同治疗一个疗程。

4. 妊娠期间如果准妈妈发现了症状，或者无症状但既往有早产、胎膜早破病史或伴有其他感染史，那么这些情况应该治疗，治疗应该选择安全的药物。

5. 在治疗盆腔炎时，若同时检出支原体感染，应根据药敏试验结果调整治疗方案，确保所选抗菌药物能够有效覆盖支原体感染。

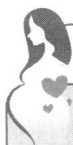

温馨提示

支原体感染莫惊慌，有症状就要治疗。有高危因素或伴其他感染时，一定要治疗。一定要到正规医院进行检查诊断，确定病因后，进行针对性的治疗。

笔记页

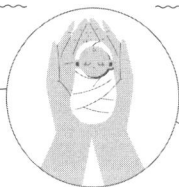

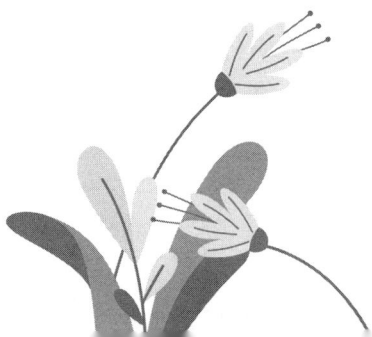